2021 年度
药品审评报告

2021 China Drug Review Annual Report

国家药品监督管理局药品审评中心　编

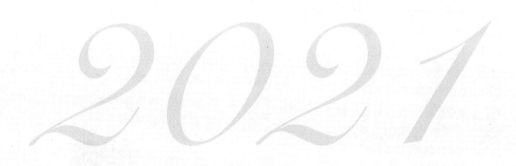

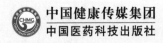

中国健康传媒集团

中国医药科技出版社

图书在版编目（CIP）数据

2021 年度药品审评报告 / 国家药品监督管理局药品审评中心编 . — 北京：中国医药
科技出版社，2022.10

ISBN 978-7-5214-3449-1

Ⅰ . ① 2… Ⅱ . ①国… Ⅲ . ①药品管理—研究报告—中国— 2021 Ⅳ . ① R954

中国版本图书馆 CIP 数据核字（2022）第 178067 号

责任编辑 于海平
美术编辑 陈君杞
版式设计 也 在

出版 **中国健康传媒集团** │ 中国医药科技出版社

地址 北京市海淀区文慧园北路甲 22 号

邮编 100082

电话 发行：010-62227427 邮购：010-62236938

网址 www.cmstp.com

规格 787 × 1092mm $^1/_{16}$

印张 11 $^3/_4$

字数 153 千字

版次 2022 年 10 月第 1 版

印次 2022 年 10 月第 1 次印刷

印刷 三河市万龙印装有限公司

经销 全国各地新华书店

书号 ISBN 978-7-5214-3449-1

定价 **98.00 元**

获取新书信息、投稿、
为图书纠错，请扫码
联系我们。

编委会

前　言

2021 年是党和国家历史上具有里程碑意义的一年。以习近平同志为核心的党中央团结带领全党全国各族人民，隆重庆祝中国共产党成立一百周年，胜利召开党的十九届六中全会、制定党的第三个历史决议，如期打赢脱贫攻坚战，如期全面建成小康社会、实现第一个百年奋斗目标，开启全面建设社会主义现代化国家、向第二个百年奋斗目标进军新征程。在"十四五"开局之年，作为我国负责药品注册上市的专职技术审评机构，国家药品监督管理局药品审评中心（以下简称药审中心）始终坚决贯彻落实习近平总书记重要讲话和重要指示精神，全面践行"四个最严"要求，牢记保护和促进公众健康初心使命，坚持人民至上、生命至上和科学审评，积极投身药品审评审批制度改革事业，紧紧围绕人民生命健康、世界科技前沿、国家重大需求等战略目标，在体制机制、技术标准、流程管理、队伍建设等方面加快创新融合步伐。

面对复杂严峻的疫情防控形势和极为艰巨繁重的药品审评任务，药审中心在国家药品监督管理局党组的坚强领导下，以习近平新时代中国特色社会主义思想为指导，深入学习贯彻党的十九届五中、六中全会精神和"七一"重要讲话精神，认真落实党中央、国务院决策部署，推动全面从严治党不断向纵深发展，认真开展好党史学习教育和"我为群众办实事"实践活动，全力推进新冠病毒疫苗药物应急审评审批，推动 2 款国产新冠病毒疫苗接连被纳入世界卫生组织（WHO）紧急使用清单（EUL），应急审评通过一组新冠病毒中和抗体联合治疗药物上市，着力建设公开透明的审评机制，多措并举支持儿童用药研发创新，人民获得感、幸福感、安全感显著增强。

2021年审评通过47个创新药，再创历史新高，临床急需境外新药上市持续加快，优先审评效率大幅提高，仿制药质量和疗效一致性评价工作扎实推进，临床试验管理跃上新台阶，核查检验协调机制更加通畅，实施药品电子通用技术文档申报，中国上市药品专利信息登记平台建设运行，完成中药"三方"抗疫成果转化，完善符合中医药特点的审评技术标准体系，支持和推动中药传承创新发展，持续深化ICH工作，保障国家药品监督管理局成功连任ICH管理委员会成员，发布87个技术指导原则，审评标准体系更加完备，流程导向审评体系更加科学，审评体系和审评能力现代化建设持续推进，医药产业创新能力和高质量发展进一步增强。

国家药品监督管理局药品审评中心

目　录

结 语

第一章
药品注册申请受理情况

一、总体情况

1. 全年受理情况

2021 年，国家药品监督管理局药品审评中心（以下简称药审中心）受理注册申请 11658 件 [1]，同比增长 13.79%。

受理需技术审评的注册申请 9235 件，同比增长 29.11%，包括需经技术审评后报送国家局 [2] 审批（以下简称技术审评）的注册申请 2180 件，需经技术审评后以国家局名义作出行政审批（以下简称审评审批）的注册申请 7051 件，需经技术审评后送国家药品监督管理局医疗器械技术审评中心、以医疗器械作用为主的药械组合（以下简称药械组合）产品的注册申请 4 件。

受理无需技术审评直接以国家局名义作出行政审批 [3]（以下简称直接审批）的注册申请 2423 件。2017–2021 年注册申请受理量详见图 1。

根据《国家药监局关于进一步完善药品关联审评审批和监管工作有关事宜的公告》（2019 年第 56 号，以下简称 56 号公告）要求，2021 年受理原料药注册申请 1313 件，同比增长 2.98%。

2. 需技术审评的各类注册申请受理情况

2021 年受理的需技术审评的 9231 件 [4] 注册申请中，以药品类型统计，中药 [5] 注册申请 444 件，同比增长 40.95%；化学药注册申请 6788 件，

---

[1] 此数据包含以医疗器械作用为主的药械组合产品 4 件，不包含原料药；本报告中"注册申请"的数量单位为"件"，以受理号计算。

[2] 原国家食品药品监督管理总局、现国家药品监督管理局在本报告中统称为国家局。

[3] 包括无需技术审评的补充申请和临时进口注册申请。

[4] 在受理需技术审评的注册申请 9235 件的基数上，此数据不含药械组合产品 4 件。

[5] 包含民族药。

图1　2017-2021年注册申请受理量（件）

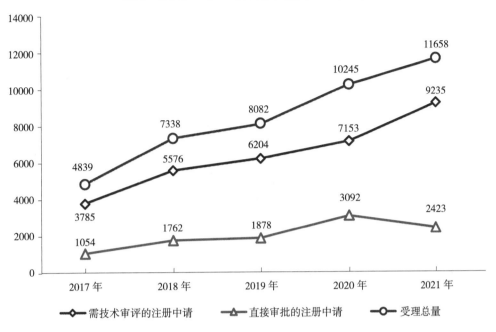

注：自2017年5月1日，药审中心根据《国家食品药品监督管理总局关于调整部分药品行政审批事项审批程序的决定》（国家食品药品监督管理总局令第31号），开始受理以国家局名义作出行政审批的注册申请。

同比增长25.66%，占全部需技术审评的注册申请受理量的73.53%；生物制品注册申请1999件，同比增长39.79%。2017-2021年需技术审评的各药品类型注册申请受理量详见图2。

以注册申请类别统计，受理新药临床试验申请（该注册申请类别以下简称IND）2412件，同比增长55.81%；新药上市许可申请（该注册申请类别以下简称NDA）389件，同比增长20.43%；同名同方药、仿制药上市许可申请（该注册申请类别以下简称ANDA）1791件，同比增长59.06%；仿制药质量和疗效一致性评价注册申请[6]（该注册申请类别以下简称一致性评价申请）908件；补充申请3283件，同比增长16.13%。2017-2021年需技术审评的各类别注册申请受理量详见图3。

---

[6] 以补充申请途径申报。药审中心自2017年8月开始承担仿制药质量和疗效一致性评价工作。

图 2　2017-2021 年需技术审评的各药品类型注册申请受理量（件）

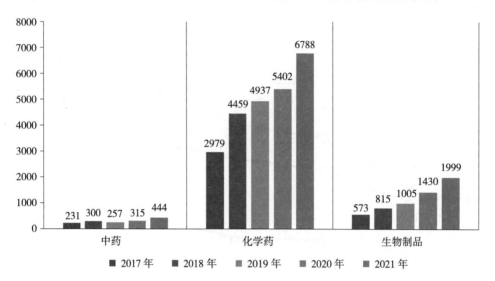

注：自 2020 年 7 月 1 日，根据现行《药品注册管理办法》，无"复审"注册申请，不再受理该
　　注册申请类别。

图 3　2017-2021 年需技术审评的各类别注册申请受理量（件）

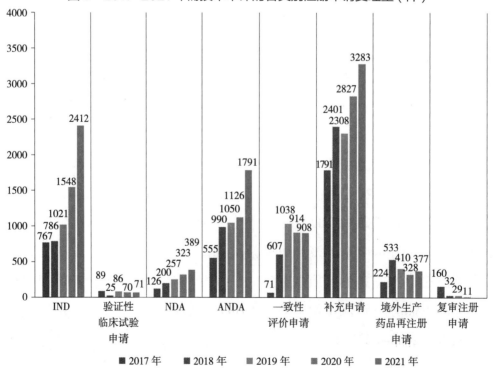

注：自 2020 年 7 月 1 日，根据现行《药品注册管理办法》，无"复审"注册申请，不再受理该
　　注册申请类别。

二、创新药注册申请受理情况

2021年受理创新药[7]注册申请1886件（998个品种[8]），同比增长76.10%。

以药品类型统计，创新中药54件（51个品种），同比增长134.78%；创新化学药1166件（508个品种），同比增长55.05%；创新生物制品666件（439个品种），同比增长125.00%。

以注册申请类别统计，IND 1821件（953个品种），同比增长79.23%；NDA 65件（45个品种），同比增长18.18%。

2021年创新中药、创新化学药、创新生物制品注册申请受理量详见表1，2017-2021年创新药IND受理量详见图4，2017-2021年创新药NDA受理量详见图5。

表1 2021年创新中药、创新化学药、创新生物制品注册申请受理量

受理量	创新中药		创新化学药		创新生物制品		总计	
	注册申请（件）	品种（个）	注册申请（件）	品种（个）	注册申请（件）	品种（个）	注册申请（件）	品种（个）
IND	44	43	1134	487	643	423	1821	953
NDA	10	8	32	21	23	16	65	45
总计	54	51	1166	508	666	439	1886	998

以生产场地类别统计，境内生产创新药1485件（790个品种），境外生产创新药401件（208个品种）。2021年境内、境外生产的创新药注册申请受理量详见表2。

---

[7] 本章创新药包含按照现行《药品注册管理办法》（国家市场监督管理总局令第27号）注册分类中药、化学、生物制品1类和原《药品注册管理办法》（国家食品药品监督管理局令第28号）注册分类中药1-6类、化学药1.1类、生物制品1类受理的药品。

[8] 本报告中"品种"的数量单位为"个"，均以通用名称计。

图4　2017-2021 年创新药 IND 受理量（件）

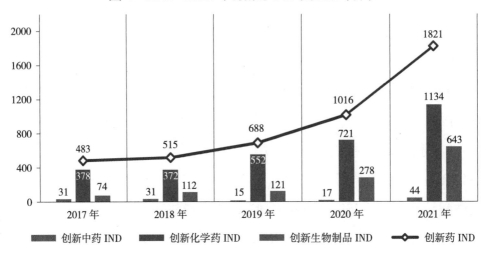

■ 创新中药 IND　　■ 创新化学药 IND　　■ 创新生物制品 IND　　◇ 创新药 IND

图5　2017-2021 年创新药 NDA 受理量（件）

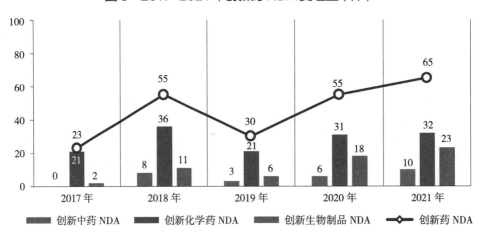

■ 创新中药 NDA　　■ 创新化学药 NDA　　■ 创新生物制品 NDA　　◇ 创新药 NDA

表2　2021年境内、境外生产的创新药注册申请受理量

注册申请类别	境内生产		境外生产		总计	
	注册申请（件）	品种（个）	注册申请（件）	品种（个）	注册申请（件）	品种（个）
IND	1428	750	393	203	1821	953
NDA	57	40	8	5	65	45
总计	1485	790	401	208	1886	998

三、需技术审评的中药注册申请受理情况

2021 年受理需技术审评的中药注册申请 444 件。以注册申请类别统计，IND 52 件，同比增长 136.36%，包括创新中药 IND 44 件（43 个品种），同比增长 158.82%；NDA 14 件，同比增长 133.33%，包括创新中药 NDA 10 件（8 个品种），同比增长 66.67%。

2021 年需技术审评的中药各类别注册申请受理量详见图 6。2017-2021 年需技术审评的中药各类别注册申请受理量详见图 7。

图 6　2021 年需技术审评的中药各类别注册申请受理量（件）

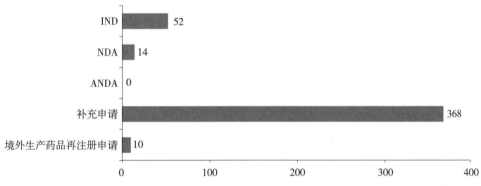

图 7　2017-2021 年需技术审评的中药各类别注册申请受理量（件）

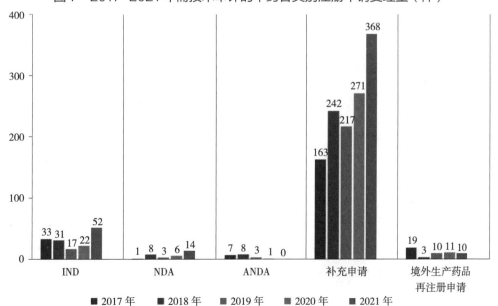

四、需技术审评的化学药注册申请受理情况

2021 年受理需技术审评的化学药注册申请 6788 件。以注册申请类别统计，IND 1500 件，同比增长 58.56%，包括创新化学药 IND 1134 件（487 个品种），同比增长 57.28%；NDA 197 件，同比增长 3.14%，包括创新化学药 NDA 32 件（21 个品种），同比增长 3.23%；化学药 5.1 类[9] 注册申请 169 件，同比增长 5.63%，其中临床试验申请[10] 共 44 件，NDA 125 件；ANDA 1791 件，同比增长 59.20%；一致性评价申请 908 件。

2021 年需技术审评的化学药各类别注册申请受理量详见图 8。2017-2021 年化学药 IND、验证性临床试验申请、NDA、ANDA、一致性评价申请受理量详见图 9。

图 8 2021 年需技术审评的化学药各类别注册申请受理量（件）

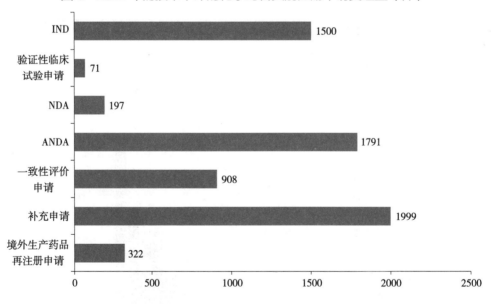

---

[9] 化学药 5.1 类为境外上市的原研药品和改良型药品的境内上市。

[10] 临床试验申请包括 IND 和验证性临床试验申请。

图 9　2017-2021 年化学药 IND、验证性临床试验申请、NDA、
ANDA、一致性评价申请受理量（件）

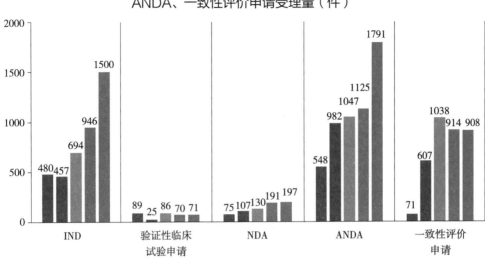

需技术审评的创新化学药注册申请共 1166 件（508 个品种）[11]中，以生产场地类别统计，901 件（385 个品种）申报在境内生产，265 件（123 个品种）申报在境外生产。2017-2021 年创新化学药注册申请申报在境内、境外生产的受理量详见图 10。

图 10　2017-2021 年创新化学药注册申请申报
在境内、境外生产的受理量（件）

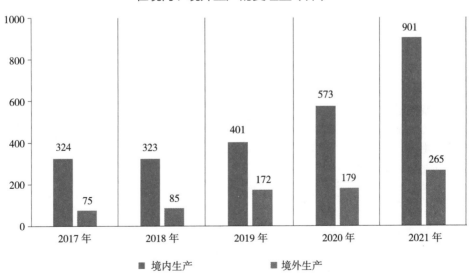

---

[11] 创新化学药 IND 1134 件（487 个品种），NDA 32 件（21 个品种）。

五、需技术审评的生物制品注册申请受理情况

2021 年受理需技术审评的生物制品注册申请 1999 件，其中，预防用生物制品注册申请 229 件、治疗用生物制品注册申请 1755 件和体外诊断试剂 15 件。以注册申请类别统计：

IND 860 件，同比增长 48.28%，包括创新生物制品 IND 643 件（423 个品种），同比增长 131.29%。其中，预防用生物制品 IND 45 件，包括创新预防用生物制品 IND 26 件（16 个品种），治疗用生物制品 IND 815 件，包括创新治疗用生物制品 IND 617 件（407 个品种）。

NDA 178 件，同比增长 41.27%，包括创新生物制品 NDA 23 件（16 个品种），同比增长 27.78%。其中，预防用生物制品 NDA 13 件，包括创新预防用生物制品 NDA 5 件（2 个品种）；治疗用生物制品 NDA 156 件，包括创新治疗用生物制品 18 件（14 个品种）；体外诊断试剂 9 件。

补充申请 916 件。境外生产药品再注册申请 45 件。

2021 年生物制品、创新生物制品 IND 和 NDA 受理量详见表 3。2021 年需技术审评的生物制品各类别注册申请受理量详见图 11。2017-2021 年生物制品 IND 和 NDA 受理量详见图 12。

表3 2021年生物制品、创新生物制品IND和NDA受理量（件）

药品类型	IND		NDA	
	生物制品总量	创新生物制品	生物制品总量	创新生物制品
预防用生物制品	45	26	13	5
治疗用生物制品	815	617	156	18
体外诊断试剂	—	—	9	—
合计	860	643	178	23

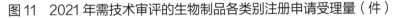

图 11 2021 年需技术审评的生物制品各类别注册申请受理量（件）

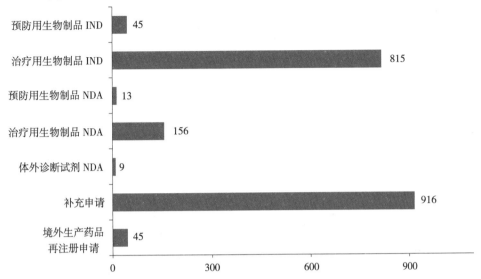

图 12 2017-2021 年生物制品 IND 和 NDA 受理量（件）

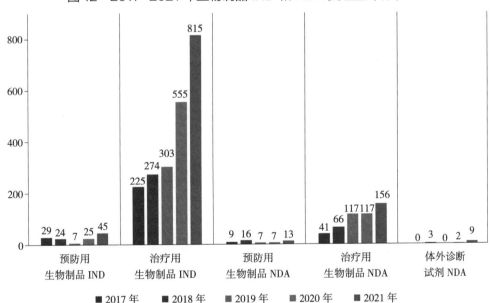

需技术审评的创新生物制品注册申请共 666 件（439 个品种[12]）中，以生产场地类别统计，境内生产创新生物制品注册申请 530 件（354 个品种），境外生产创新生物制品注册申请 136 件（85 个品种）。2017-

---

[12] 创新生物制品 IND 643 件（423 个品种），NDA 23 件（16 个品种）。

2021 年创新生物制品注册申请申报在境内、境外生产的受理量详见图 13。

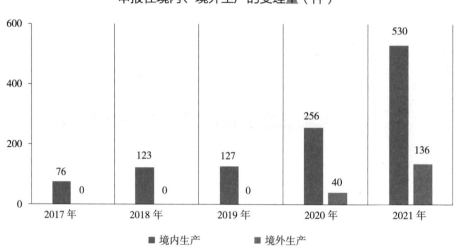

图 13　2017-2021 年创新生物制品注册申请
申报在境内、境外生产的受理量（件）

六、行政审批注册申请受理情况

1. 总体情况

2021 年受理行政审批注册申请 9474 件，同比增长 7.82%。其中，直接审批的注册申请 2423 件；审评审批的注册申请[13] 7051 件，同比增长 23.81%，包括临床试验申请 2483 件，同比增长 53.46%。

2021 年行政审批注册申请受理量详见表 4。2017[14]-2021 年行政审批注册申请受理量详见图 14。

---

[13] 药物临床试验申请、一致性评价申请、补充申请、境外生产药品再注册申请。

[14] 自 2017 年 5 月 1 日，药审中心根据《国家食品药品监督管理总局关于调整部分药品行政审批事项审批程序的决定》（国家食品药品监督管理总局令第 31 号），开始以国家局名义对部分注册申请作出药品行政审批决定。

表4　2021年行政审批注册申请受理量（件）

注册申请类别		中药	化学药	生物制品	总计
审评审批的 注册申请	临床试验申请	52	1571	860	2483
	一致性评价申请	—	908	—	908
	补充申请	368	1999	916	3283
	境外生产药品 再注册申请	10	322	45	377
	合计	430	4800	1821	7051
直接审批的 注册申请	无需技术审评的 补充申请	930	1038	34	2002
	临时进口注册申请	1	340	80	421
	合计	931	1378	114	2423
总计		1361	6178	1935	9474

注：根据现行《药品注册管理办法》，行政审批决定应当在二十个工作日内作出。

图14　2017-2021年行政审批注册申请受理量（件）

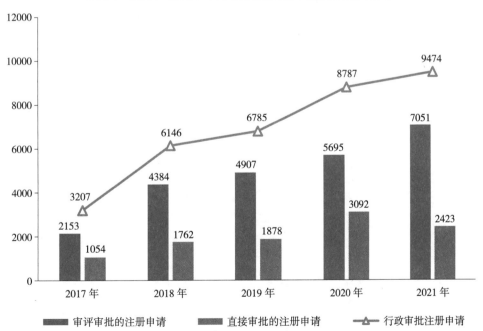

2. 审评审批的注册申请受理情况

2021 年受理审评审批的注册申请 7051 件，以药品类型统计，中药注册申请 430 件，同比增长 40.07%；化学药注册申请 4800 件，同比增长 17.50%，占全部审评审批的注册申请受理量的 68.08%；生物制品注册申请 1821 件，同比增长 39.75%。

以注册申请类别统计，临床试验申请 2483 件，同比增长 53.46%；一致性评价申请 908 件；补充申请 3283 件，同比增长 16.13%；境外生产药品再注册申请 377 件，同比增长 14.94%。

3. 直接审批的注册申请受理情况

2021 年受理直接审批的注册申请 2423 件，以药品类型统计，中药注册申请 931 件、化学药注册申请 1378 件、生物制品注册申请 114 件。以注册申请类别统计，补充申请 2002 件、临时进口注册申请 421 件。

第二章
药品注册申请审评审批情况

一、总体情况

1. 全年审评审批工作情况

2021 年审结的 [15] 注册申请共 12083 件 [16]，同比增长 19.55%。

审结的需技术审评的注册申请 9679 件，同比增长 35.66%，包括技术审评的注册申请 2632 件，审评审批的注册申请 7039 件，药械组合注册申请 8 件。

审结直接审批的注册申请 2404 件。2017−2021 年注册申请审结量详见图 15。

图15　2017−2021 年注册申请审结量（件）

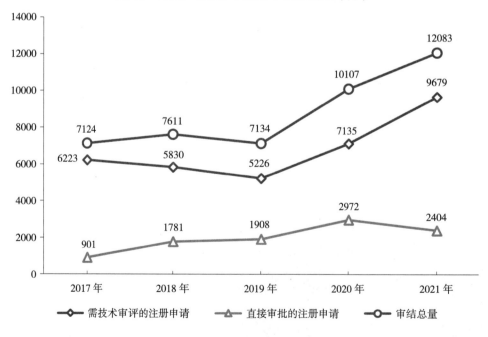

[15] 本报告所称"审结"包括：完成技术审评报送国家局审批、完成技术审评后以国家局名义审批、不需要技术审评以国家局名义直接审批、审评审批程序终止。"审结"不包含已完成至少一轮技术审评，因需申请人补充资料、发出补充资料通知书的注册申请（以下简称待申请人回复补充资料）。

[16] 含药械组合注册申请 8 件。

截至 2021 年底，有 5652 件注册申请正在审评审批中；待申请人回复补充资料 1353 件。根据 56 号公告，2021 年审结原料药注册申请 494 件。截至 2021 年底，有 1302 件原料药注册申请正在审评审批中；待申请人回复补充资料 582 件。

2. 需技术审评的各类注册申请审结情况

2021 年审结的需技术审评的 9671 件 [17] 注册申请中，以药品类型统计，中药注册申请 456 件，同比增长 22.25%；化学药注册申请 7295 件，同比增长 34.22%，占全部需技术审评审结量的 75.43%；生物制品注册申请 1920 件，同比增长 45.12%。

2017–2021 年需技术审评的各药品类型注册申请审结量详见图 16。

图 16　2017–2021 年需技术审评的各药品类型注册申请审结量（件）

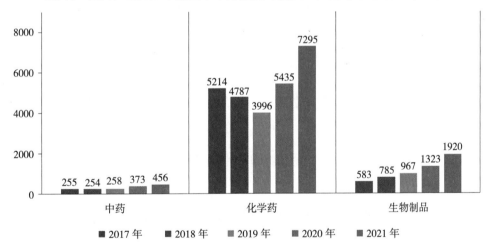

■ 2017 年　■ 2018 年　■ 2019 年　■ 2020 年　■ 2021 年

以注册申请类别统计，IND 2273 件，同比增长 45.61%；NDA 408 件，同比增长 84.62%；ANDA 2210 件，同比增长 81.30%；一致性评价申请 1158 件，同比增长 85.87%；补充申请 3149 件，同比增长 10.10%。2017–2021 年需技术审评的各类别注册申请审结量详见图 17。

---

[17] 不含药械组合注册申请 8 件。

图 17　2017-2021 年需技术审评的各类别注册申请审结量（件）

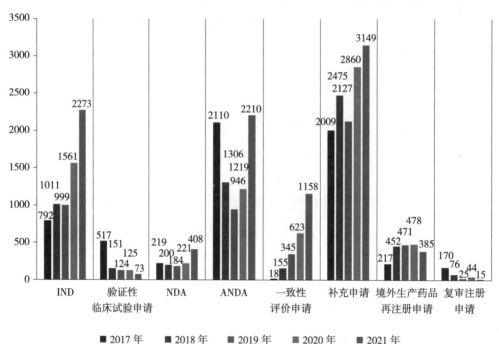

■ 2017 年　　■ 2018 年　　■ 2019 年　　■ 2020 年　　■ 2021 年

3. 批准 / 建议批准情况

2021 年批准 IND 2108 件，同比增长 46.90%；建议批准 NDA 323 件（见附件 1），同比增长 55.29%；建议批准 ANDA 1003 件，同比增长 9.26%；批准一致性评价申请 1080 件，同比增长 87.18%。各类别注册申请批准 / 建议批准量详见表 5。

建议批准境外生产原研药 [18] 76 个品种（含新增适应症品种，见附件 2）。

临床急需境外新药 81 个品种 [19] 中，截至 2021 年底，已有 54 个品种提出注册申请，51 个品种获批上市，按审评时限审结率（以下简称按时限审结率）100%，临床急需境外新药审评审批情况见附件 3。

---

[18] 本报告中的原研药，为通过系统完整的研究，并证明安全有效、质量可控的药品。

[19] 根据《国家药品监督管理局、国家卫生健康委员会关于临床急需境外新药审评审批相关事宜的公告》（2018 年第 79 号），药审中心先后遴选并发布三批临床急需境外新药名单共 81 个品种。

表5　各类别注册申请批准/建议批准量（件）

注册申请类别	批准/建议批准
IND	2108
验证性临床试验申请	59
NDA	323
ANDA	1003
一致性评价申请	1080
补充申请	2751
境外生产药品再注册申请	372
直接审批的注册申请	2362
复审注册申请	1
总计	10059

4. 各类别注册申请按时限审结情况

2021 年，药审中心持续优化审评流程、严格审评时限管理、加快审评速度、强化项目督导，全年整体按时限审结率 98.93%。其中 NDA、ANDA、纳入优先审评审批程序的注册申请按时限审结率均超过 90%，取得历史性突破。2021 年各类别注册申请按时限审结情况详见表 6，2020–2021 年各类别注册申请按时限审结情况详见图 18。

表6　2021年各类别注册申请按时限审结情况

注册申请类别	按时限审结率
临床急需境外新药	100.00%
境外生产药品再注册	100.00%
直接审批	99.96%
临床默示许可	99.86%
补充申请	99.34%
一致性评价	98.80%

续表

注册申请类别	按时限审结率
ANDA	95.68%
优先审评审批	95.15%
NDA	93.68%
整体按时限审结率	98.93%

图 18　2020-2021 年各类别注册申请按时限审结情况

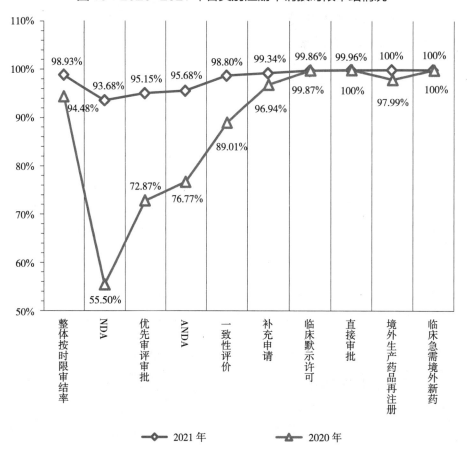

二、创新药注册申请审结情况

1. 总体情况

2021 年审结创新药[20]注册申请 1744 件（943 个品种），同比增长 67.85%。

以药品类型统计，创新中药 55 件（55 个品种），同比增长 52.78%；创新化学药 1085 件（484 个品种），同比增长 45.44%；创新生物制品 604 件（404 个品种），同比增长 135.02%。

以注册申请类别统计，IND 1663 件（885 个品种），同比增长 67.14%；NDA 81 件（58 个品种），同比增长 84.09%。

2. 批准 / 建议批准情况

2021 年批准 / 建议批准创新药注册申请 1628 件（878 个品种），同比增长 67.32%。

以药品类型统计，创新中药 39 件（39 个品种），同比增长 39.29%；创新化学药 1029 件（463 个品种），同比增长 44.32%；创新生物制品 560 件（376 个品种），同比增长 141.38%。以注册申请类别统计，IND 1559 件（831 个品种），同比增长 65.32%；NDA 69 件（47 个品种，见附件 4），同比增长 130.00%。

以生产场地类别统计，境内生产创新药 1261 件（684 个品种），同比增长 60.84%；境外生产创新药 367 件（194 个品种），同比增长 94.18%。2021 年各药品类型创新药批准 / 建议批准量详见表 7，2021

---

[20] 本章创新药包含按照现行《药品注册管理办法》（国家市场监督管理总局令第 27 号）注册分类中药、化药、生物制品 1 类和原《药品注册管理办法》（国家食品药品监督管理局令第 28 号）注册分类中药 1-6 类、化学药 1.1 类、生物制品 1 类审结的药品。

年境内、境外生产创新药批准／建议批准量详见表 8，2017–2021 年创新药 IND 批准量详见图 19，2017–2021 年创新药 NDA 建议批准量详见图 20。

表7　2021年各药品类型创新药批准/建议批准量

注册申请类别	创新中药		创新化学药		创新生物制品		总计	
	注册申请（件）	品种（个）	注册申请（件）	品种（个）	注册申请（件）	品种（个）	注册申请（件）	品种（个）
IND	28	28	994	439	537	364	1559	831
NDA	11	11	35	24	23	12	69	47
总计	39	39	1029	463	560	376	1628	878

表8　2021年境内、境外生产创新药批准/建议批准量

注册申请类别	境内生产		境外生产		总计	
	注册申请（件）	品种（个）	注册申请（件）	品种（个）	注册申请（件）	品种（个）
IND	1194	639	365	192	1559	831
NDA	67	45	2	2	69	47
总计	1261	684	367	194	1628	878

图19　2017–2021 年创新药 IND 批准量（件）

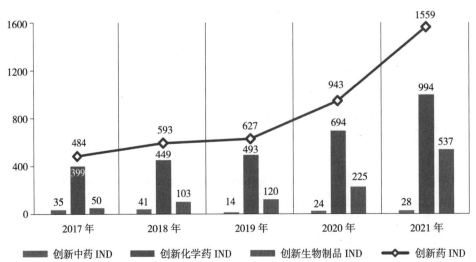

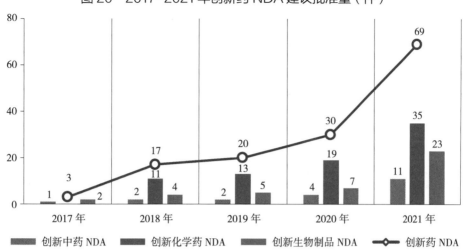

图 20　2017-2021 年创新药 NDA 建议批准量（件）

三、需技术审评的中药注册申请审结情况

1. 总体情况

2021 年审结需技术审评的中药注册申请 456 件，同比增长 22.25%。以注册申请类别统计，IND 49 件，同比增长 32.43%；NDA 19 件，同比增长 216.67%；ANDA 3 件。2021 年需技术审评的中药各类别注册申请审结量详见图 21。

图 21　2021 年需技术审评的中药各类别注册申请审结量（件）

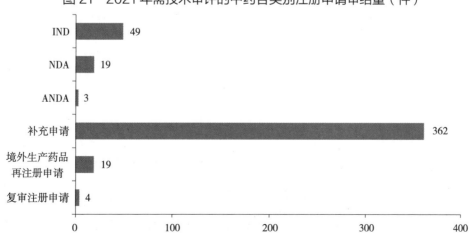

2. 批准 / 建议批准情况

2021 年审结的中药 IND 中，批准 34 件，不批准 9 件。审结的中药 NDA 中，建议批准 14 件，建议不批准 3 件。2021 年需技术审评的中药注册申请审结情况详见表 9。

表9　2021年需技术审评的中药注册申请审结情况（件）

注册申请类别	审结量			
	批准/建议批准	不批准/建议不批准	其他	合计
IND	34	9	6	49
NDA	14	3	2	19
ANDA	0	1	2	3
补充申请	291	7	64	362
境外生产药品再注册申请	19	0	0	19
复审注册申请	0	3	1	4
总计	358	23	75	456

注："其他"是指申请人未按规定缴纳费用、撤回申请等原因导致审评审批终止的情形。

批准中药 IND 34 件，同比增长 21.43%，包括创新中药 IND 28 件（28 个品种），同比增长 16.67%；建议批准中药 NDA 14 件，同比增长 250.00%，创 5 年以来新高，包括创新中药 NDA 11 件（11 个品种），同比增长 175.00%。2017-2021 年中药 IND、创新中药 IND 批准量详见图 22，2017-2021 年中药 NDA、创新中药 NDA 建议批准量详见图 23。

批准的 34 件中药 IND 中，涉及 13 个适应症领域，其中消化 8 件、呼吸 6 件、妇科 4 件，共占 52.94%，2021 年批准中药 IND 的适应症分布量详见图 24。

建议批准的中药 NDA 14 件中，呼吸、肿瘤、精神神经、骨科药物较多，占全部中 NDA 批准量的 71.43%。

2021 年建议批准中药 NDA 的适应症分布量详见图 25。

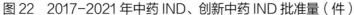

图 22 2017-2021 年中药 IND、创新中药 IND 批准量（件）

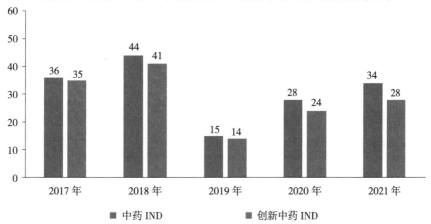

图 23 2017-2021 年中药 NDA、创新中药 NDA 建议批准量（件）

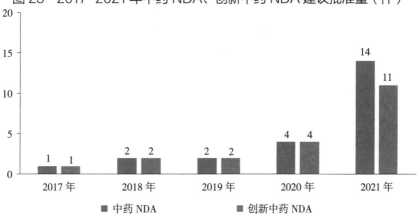

图 24 2021 年批准中药 IND 的适应症分布量（件）

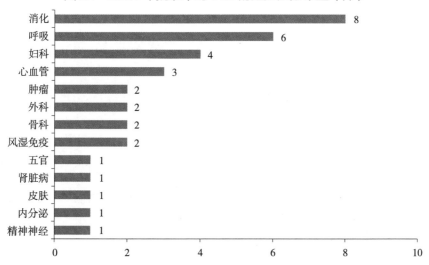

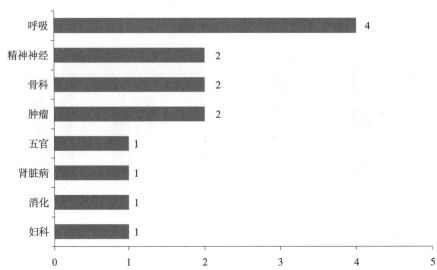

图 25 2021 年建议批准中药 NDA 的适应症分布量（件）

四、需技术审评的化学药注册申请审结情况

1. 总体情况

2021 年审结需技术审评的化学药注册申请 7295 件。以注册申请类别统计，化学药临床试验申请 1467 件，同比增长 35.21%；化学药 NDA 208 件，同比增长 67.74%；化学药 ANDA 2207 件，同比增长 81.50%；化学药一致性评价申请 1158 件，同比增长 85.87%。2021 年需技术审评的化学药各类别注册申请审结量详见图 26。

2. 批准 / 建议批准情况

2021 年审结的化学药 IND 中，批准 1310 件，不批准 26 件。审结的化学药 NDA 中，建议批准 160 件，建议不批准 8 件。审结的化学药 ANDA 中，建议批准 1003 件，建议不批准 394 件。2021 年需技术审评的化学药注册申请审结情况详见表 10。

图26　2021年需技术审评的化学药各类别注册申请审结量（件）

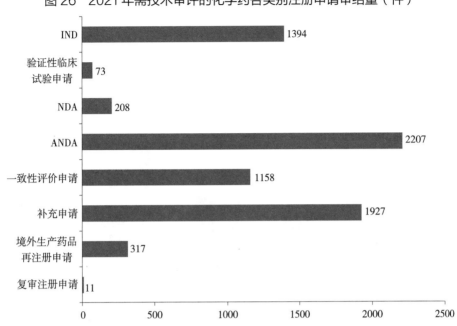

表10　2021年需技术审评的化学药注册申请审结情况（件）

注册申请类别	审结量			
	批准/建议批准	不批准/建议不批准	其他	合计
IND	1310	26	58	1394
验证性临床试验申请	59	1	13	73
NDA	160	8	40	208
ANDA	1003	394	810	2207
一致性评价申请	1080	16	62	1158
补充申请	1673	23	231	1927
境外生产药品再注册申请	305	0	12	317
复审注册申请	1	7	3	11
总计	5591	475	1229	7295

注："其他"是指申请人未按规定缴纳费用、撤回申请等原因导致审评审批终止的情形。

批准化学药 IND 1310 件，同比增长 44.43%，其中创新化学药 IND 994 件（439 个品种），同比增长 43.23%。2017–2021 年化学药 IND、创新化学药 IND 批准量详见图 27。

图 27　2017-2021 年化学药 IND、创新化学药 IND 批准量（件）

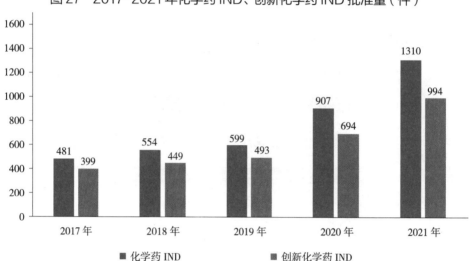

批准的化学药 IND 1310 件中，抗肿瘤药物、皮肤及五官科药物、循环系统疾病药物、消化系统疾病药物、内分泌系统药物、抗感染药物和神经系统疾病药物较多，占全部化学药 IND 批准量的 83.21%。2021 年批准化学药 IND 的适应症分布量详见图 28。

建议批准化学药 NDA 160 件，同比增长 39.13%，包括创新化学药 35 件（24 个品种），同比增长 84.21%；建议批准化学药 ANDA 1003 件，同比增长 9.26%。2017-2021 年化学药 NDA、创新化学药 NDA 建议批准量详见图 29。

建议批准的化学药 NDA 160 件中，抗肿瘤药物、抗感染药物、神经系统疾病药物、循环系统疾病药物、呼吸系统疾病及抗过敏药物药物较多，占全部化学药 NDA 批准量的 73.75%。2021 年建议批准化学药 NDA 的适应症分布量详见图 30。

审结一致性评价申请共 1158 件，批准 1080 件。其中口服固体制剂一致性评价申请 391 件，注射剂一致性评价申请 689 件，2017-2021 年一致性评价申请批准量详见图 31。2021 年批准的一致性评价品种见附件 5。

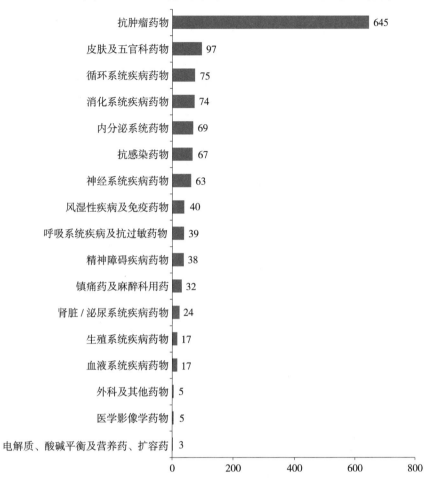

图 28　2021 年批准化学药 IND 的适应症分布量（件）

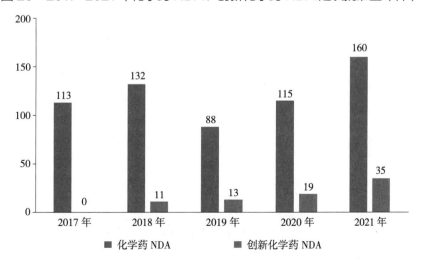

图 29　2017-2021 年化学药 NDA、创新化学药 NDA 建议批准量（件）

图 30　2021 年建议批准化学药 NDA 的适应症分布量（件）

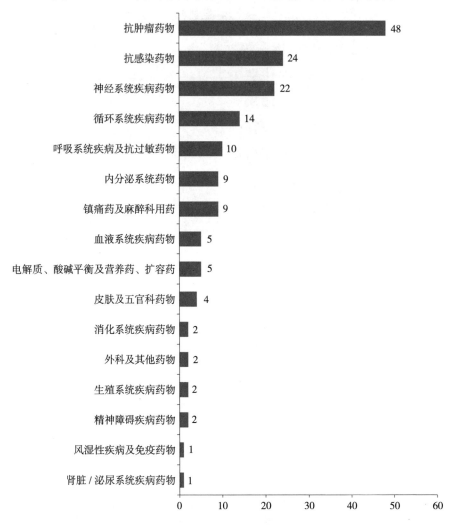

图 31　2017-2021 年一致性评价申请批准量（件）

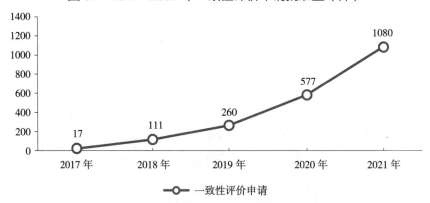

五、需技术审评的生物制品注册申请审结情况

1. 总体情况

2021 年,审结 1920 件需技术审评的生物制品注册申请,其中,预防用生物制品 234 件和治疗用生物制品 1676 件,体外诊断试剂 10 件。以注册申请类别统计,IND 830 件,同比增长 47.16%,NDA 181 件,同比增长 98.90%,补充申请 860 件,境外生产药品再注册申请 49 件。2021 年需技术审评的生物制品各类别注册申请审结量详见图 32。

图32 2021年需技术审评的生物制品各类别注册申请审结量(件)

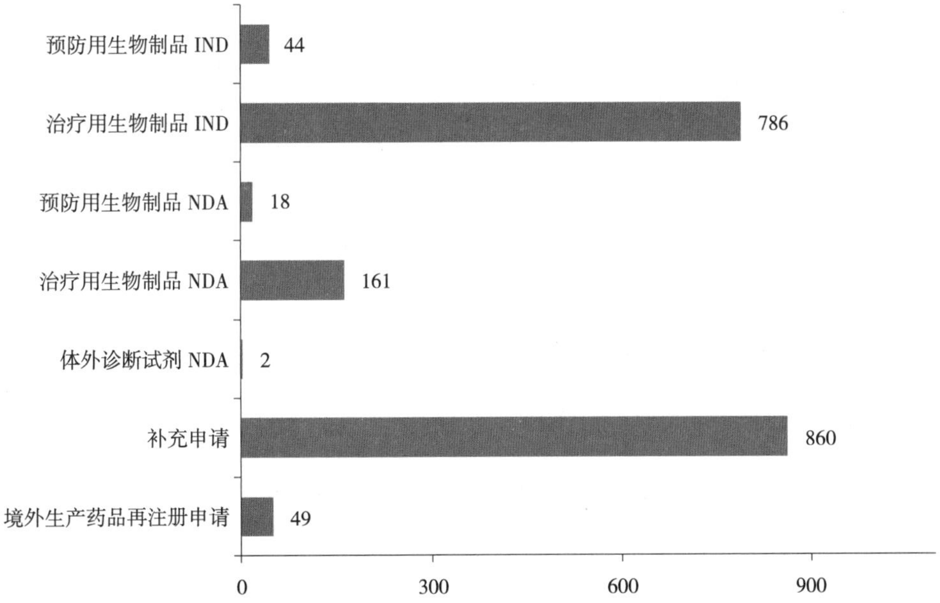

2. 批准／建议批准情况

2021 年审结的生物制品 IND 中,批准 764 件,不批准 34 件。审结的生物制品 NDA 中,建议批准 149 件,建议不批准 4 件。2021 年需技术审评的生物制品注册申请审结情况详见表 11。

表11　2021年需技术审评的生物制品注册申请审结情况（件）

注册申请类别	审结量			
	批准/建议批准	不批准/建议不批准	其他	合计
预防用生物制品 IND	44	0	0	44
治疗用生物制品 IND	720	34	32	786
预防用生物制品 NDA	15	0	3	18
治疗用生物制品 NDA	134	2	25	161
体外诊断试剂 NDA	0	2	0	2
补充申请	787	6	67	860
境外生产药品再注册申请	48	0	1	49
总计	1748	44	128	1920

注："其他"是指申请人未按规定缴纳费用、撤回申请等原因导致审评审批终止的情形。

批准生物制品 IND 764 件，同比增长 52.80%，包括创新生物制品 IND 537 件（364 个品种），同比增长 138.67%。其中，预防用生物制品 IND 44 件，同比增长 131.58%，包括创新预防用生物制品 IND 24 件（16 个品种），同比增长 800%；治疗用生物制品 IND 720 件，同比增长 49.69%，包括创新治疗用生物制品 IND 513 件（348 个品种），同比增长 131.08%。2021 年生物制品 IND、创新生物制品 IND 批准量详见表 12。2017–2021 年生物制品 IND、创新生物制品 IND 批准量详见图 33。

表12　2021年生物制品IND、创新生物制品IND批准量（件）

药品类型	IND	
	总量	创新
预防用生物制品	44	24
治疗用生物制品	720	513
合计	764	537

批准的生物制品 IND 764 件中，抗肿瘤药物较多，占全部生物制品 IND 批准量的 58.77%。2021 年批准生物制品 IND 的适应症分布量详见图 34。

图 33　2017-2021 年生物制品 IND、创新生物制品 IND 批准量（件）

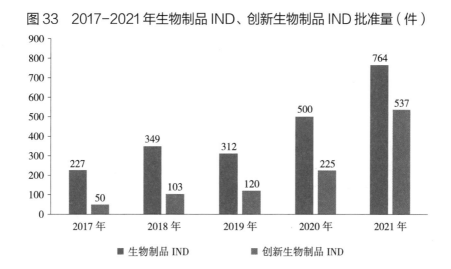

图 34　2021 年批准生物制品 IND 的适应症分布量（件）

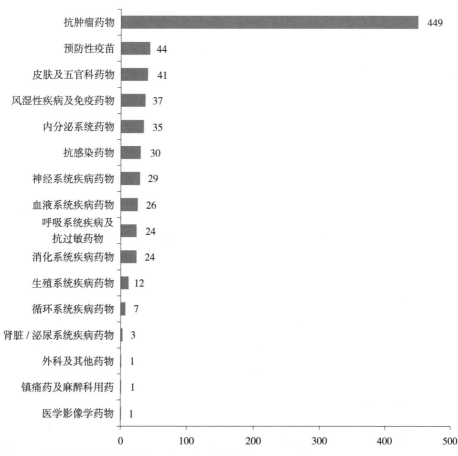

注：预防性疫苗作为大类进行统计，未细分适应症。

建议批准生物制品 NDA 149 件，同比增长 67.42%，包括创新生物制品 NDA 23 件（12 个品种），同比增长 228.57%。其中，预防用生物制品 NDA 15 件，同比增长 114.29%，包括创新预防用生物制品 NDA 6 件（3 个品种）；治疗用生物制品 NDA 134 件，同比增长 65.43%，包括创新治疗用生物制品 NDA 17 件（9 个品种），同比增长 142.86%。2021 年生物制品 NDA、创新生物制品 NDA 建议批准量详见表 13。2017–2021 年生物制品 NDA、创新生物制品 NDA 建议批准量详见图 35。

表13　2021年生物制品NDA、创新生物制品NDA建议批准量（件）

药品类型	NDA	
	总量	创新
预防用生物制品	15	6
治疗用生物制品	134	17
体外诊断试剂	0	—
合计	149	23

图 35　2017–2021 年生物制品 NDA、创新生物制品 NDA 建议批准量（件）

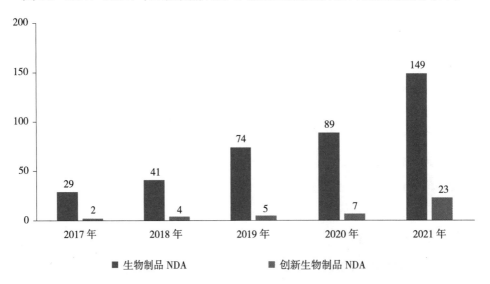

建议批准的生物制品 NDA 149 件中，抗肿瘤、血液系统、内分泌系统药物、疫苗较多，占全部生物制品 NDA 批准量的 82.55%。2021

年建议批准生物制品 NDA 的适应症分布量详见图 36。

图 36 2021 年建议批准生物制品 NDA 的适应症分布量（件）

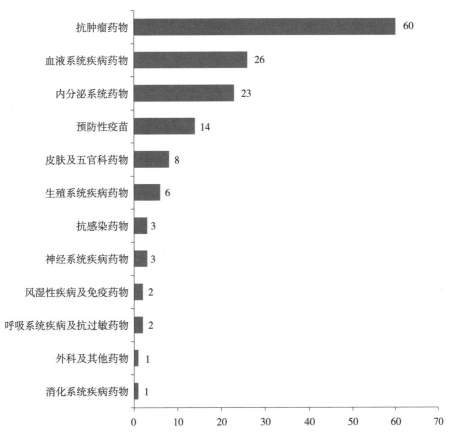

注：预防性疫苗作为大类进行统计，未细分适应症。

六、行政审批注册申请审结情况

1. 总体情况

2021 年审结行政审批注册申请 9443 件，同比增长 9.22%。审评审批的注册申请[21]7039 件，同比增长 24.06%；直接审批的注册申请[22]2404

---

[21] 药物临床试验申请、一致性评价申请、补充申请、境外生产药品再注册申请及其复审注册申请。

[22] 无需技术审评的补充申请、临时进口注册申请。

件。2021 年中药、化学药、生物制品行政审批注册申请审结量详见表 14。2017-2021 年行政审批注册申请审结量详见图 37。

表14 2021年中药、化学药、生物制品行政审批注册申请审结量（件）

注册申请类别		中药	化学药	生物制品	总计
审评审批的注册申请	临床试验申请	49	1467	830	2346
	一致性评价申请	0	1158	0	1158
	补充申请	362	1927	860	3149
	境外生产药品再注册申请	19	317	49	385
	复审注册申请	1	0	0	1
	合计	431	4869	1739	7039
直接审批的注册申请	无需技术审评的补充申请	897	1028	57	1982
	临时进口注册申请	1	344	77	422
	合计	898	1372	134	2404
总计		1329	6241	1873	9443

图 37 2017-2021 年行政审批注册申请审结量（件）

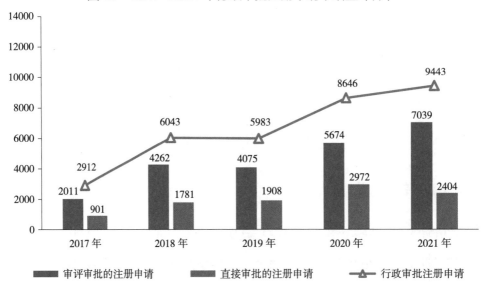

2. 审评审批的注册申请审结情况

审评审批的 7039 件注册申请中，以药品类型统计，中药注册申请 431 件，同比增长 20.73%；化学药注册申请 4869 件，同比增长 19.16%，占全部审评审批审结量的 69.17%；生物制品注册申请 1739 件，同比增长 41.27%。以注册申请类别统计，临床试验申请 2346 件，同比增长 39.15%；一致性评价申请 1158 件，同比增长 85.87%；补充申请 3149 件，同比增长 10.10%；境外生产药品再注册申请 385 件、复审注册申请 1 件。

3. 直接审批的注册申请审结情况

直接审批的 2404 件注册申请中，以药品类型统计，中药注册申请 898 件、化学药注册申请 1372 件、生物制品注册申请 134 件。以注册申请类别统计，补充申请 1982 件、临时进口注册申请 422 件。

七、药品注册核查情况

2021 年合规审查 8526 件注册申请，以注册申请类别统计，NDA 617 件，ANDA 2375 件，一致性评价申请 1687 件，补充申请 2423 件，原料药注册申请 1424 件。

2021 年基于风险共启动注册核查任务 [23]1067 件，包括药品注册生产现场（以下简称生产现场）核查任务 684 件，药物临床试验现场（以下简称临床试验现场）核查任务 383 件；以注册申请类别统计，NDA 核查任务 285 件，ANDA 核查任务 619 件，一致性评价申请核查任务

---

[23] 基于风险启动的注册核查任务不包含新冠病毒治疗药物、新冠病毒疫苗的现场核查、有因检查。

101 件，补充申请核查任务 62 件。基于风险启动注册核查任务量详见表 15。

表15　基于风险启动注册核查任务量（件）

核查任务类型	高风险		中风险		低风险	
	生产现场	临床试验现场	生产现场	临床试验现场	生产现场	临床试验现场
NDA	104	181	0	0	0	0
ANDA	407	93	29	25	52	13
一致性评价申请	8	34	31	13	13	2
补充申请	6	20	28	1	6	1
小计	525	328	88	39	71	16
合计	853		127		87	
总计	1067					

此外，启动了新冠病毒治疗药物、新冠病毒疫苗的现场核查、有因检查 34 次。

2021 年国家药品监督管理局食品药品审核查验中心共返回药审中心各类核查报告 1165 件。

第三章
药品加快上市注册程序和沟通交流情况

一、药品加快上市注册程序情况

1. 突破性治疗药物程序

2021 年受理的注册申请中，申请适用突破性治疗药物程序的注册申请 263 件。经综合评估、公示，53 件（41 个品种）纳入突破性治疗药物程序，覆盖了新型冠状病毒感染引起的疾病、非小细胞肺癌、卵巢癌等适应症。2021 年药审中心突破性治疗药物程序纳入情况详见附件 6。2021 年建议批准的 NDA 中，有 5 件被纳入了突破性治疗药物程序得以加快上市。

2. 附条件批准程序

2021 年建议批准的 323 件 NDA 中，共有 60 件（38 个品种）经附条件批准后上市，占比 18.58%。2021 年新药上市许可的附条件批准情况详见附件 1。

3. 优先审评审批程序

根据现行《药品注册管理办法》，2021 年共 115 件注册申请（69 个品种）纳入优先审评审批程序。其中，符合附条件批准的药品 41 件，占比 35.65%，符合儿童生理特征的儿童用药品新品种、剂型和规格 34 件，占比 29.57%。药审中心优先审评资源逐年向具有临床优势的新药、儿童用药、罕见病药物注册申请倾斜。

2020-2021 年根据现行《药品注册管理办法》纳入优先审评审批程序的注册申请量详见表 16。

表16　2020-2021年根据现行《药品注册管理办法》
纳入优先审评审批程序的注册申请量（件）

《药品注册管理办法》发布后纳入范围	2020年		2021年	
	注册申请	占比	注册申请	占比
临床急需的短缺药品、防治重大传染病和罕见病等疾病的创新药和改良型新药	14	18.67%	5	4.35%
符合儿童生理特征的儿童用药品新品种、剂型和规格	7	9.33%	34	29.57%
疾病预防、控制急需的疫苗和创新疫苗	4	5.33%	3	2.61%
纳入突破性治疗药物程序的药品	—	—	11	9.57%
符合附条件批准的药品	27	36.00%	41	35.65%
国家药品监督管理局规定其他优先审评审批的情形	23	30.67%	21	18.26%
总计	75	100%	115	100%

已纳入优先审评审批程序的注册申请中，2021 年有 219 件（131 个品种）建议批准上市。按照现行《药品注册管理办法》发布前纳入范围，130 件注册申请已纳入优先审评审批程序，其中同步申报的注册申请 56 件，占比 43.08%，具有明显临床价值的新药 22 件，占比 19.92%；按照现行《药品注册管理办法》发布后纳入范围，89 件注册申请已纳入优先审评审批程序，其中符合附条件批准的药品 31 件，占比 34.83%，符合儿童生理特征的儿童用药品新品种、剂型和规格 9 件，占比 10.11%。2021 年通过优先审评建议批准的注册申请量详见表 17。

表17　2021年通过优先审评建议批准的注册申请量（件）

《药品注册管理办法》发布后纳入范围	注册申请	占比	《药品注册管理法》发布前纳入范围	注册申请	占比
临床急需的短缺药品、防治重大传染病和罕见病等疾病的创新药和改良型新药	9	10.11%	具有明显临床价值的新药	22	16.92%
符合儿童生理特征的儿童用药品新品种、剂型和规格	9	10.11%	同步申报	56	43.08%

续表

《药品注册管理办法》 发布后纳入范围	注册申请	占比	《药品注册管理法》 发布前纳入范围	注册申请	占比
疾病预防、控制急需的疫苗和创新疫苗	2	2.25%	罕见病	13	10.00%
纳入突破性治疗药物程序的药品	5	5.62%	儿童用药	9	6.92%
符合附条件批准的药品	31	34.83%	按与原研药质量和疗效一致的标准完善后重新申报	16	12.31%
			重大专项	3	2.31%
国家药品监督管理局规定其他优先审评审批的情形	33	37.08%	专利到期	8	6.15%
			临床急需、市场短缺	3	2.31%
总计	89	100%	总计	130	100%

4. 特别审批程序

2021 年审结 81 件纳入特别审批程序的注册申请（新冠病毒疫苗和治疗药物），其中，批准新冠病毒疫苗 IND 12 件，建议批准新冠病毒疫苗 NDA 5 件（均为附条件批准上市），分别为 4 件新型冠状病毒灭活疫苗（Vero 细胞）、1 件重组新型冠状病毒疫苗（5 型腺病毒载体）；批准新冠病毒治疗药物 IND 15 件，分别为小分子抗病毒药物 4 件，中和抗体 9 件，其他类药物 2 件；建议批准新冠病毒治疗药物 NDA 5 件，分别为清肺排毒颗粒、化湿败毒颗粒、宣肺败毒颗粒、新冠病毒中和抗体联合治疗药物安巴韦单抗注射液及罗米司韦单抗注射液；批准涉及新冠病毒相关补充申请 44 件。

二、与申请人沟通交流情况

药审中心不断调整沟通交流和咨询方式，以适应疫情防控常态化和申请人逐年增长的沟通交流需求。目前，药审中心与申请人沟通交流和咨询的方式主要有：召开沟通交流会议、药审中心网站（申请人之窗）一般性技术问题咨询、电话咨询、邮件咨询等。

2021 年接收沟通交流会议申请 4450 件，同比增长 37.81%，办理沟通交流会议申请 3946 件，同比增长 61.00%。接收一般性技术问题咨询 18867 个，办理一般性技术问题咨询 18423 个；办理电话咨询一万余次，8 个联系邮箱[24]咨询近万次，2017-2021 年接收及办理沟通交流会议申请量详见图 38，2021 年接收一般性技术问题咨询量详见图 39。

图 38　2017-2021 年接收及办理沟通交流会议申请量（件）

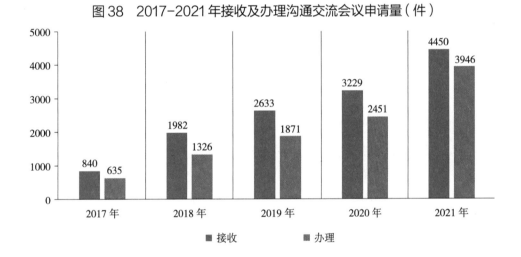

图 39　2021 年接收一般性技术问题咨询量（个）

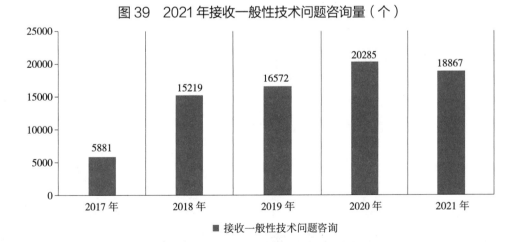

---

[24]《药审中心关于业务咨询服务联络方式的通知》见药审中心网站（www.cde.org.cn）。

2. 沟通交流会议办理情况

2021 年接收沟通交流会议申请 4450 件。经综合评估，符合沟通交流会议召开条件的，及时与申请人取得联系，商议会议细节；无需召开沟通交流会议的，以书面形式尽快回复申请人。2021 年办理沟通交流会议申请 3946 件，在药物研发关键阶段召开的 Ⅱ 类会议 69.23%，其中新药临床前（Pre-IND）申请 32.84%，新药生产前（Pre-NDA）申请 11.05%。2021 年沟通交流会议申请接收及办理量详见表 18。

表18　2021年沟通交流会议申请接收及办理量（件）

沟通交流会议申请类型		接收量	接收占比	办理量	办理占比
Ⅰ 类会议		589	13.24%	538	13.63%
Ⅱ类会议	新药临床前（Pre-IND）申请	1418	31.87%	1296	32.84%
	新药临床（IND）申请	279	6.27%	271	6.87%
	完成 Ⅰ 期临床后（End of phase Ⅰ）申请	245	5.51%	236	5.98%
	完成 Ⅱ 期临床后（End of phase Ⅱ）申请	364	8.18%	308	7.81%
	新药生产前（Pre-NDA）申请	478	10.74%	436	11.05%
	新药生产（NDA）申请	172	3.87%	156	3.95%
	一致性评价品种申请	9	0.20%	6	0.15%
	复杂仿制药申请	30	0.67%	23	0.58%
Ⅲ类会议		866	19.46%	676	17.13%
总计		4450	100%	3946	100%

2021 年召开沟通交流会议（面对面会议、视频会议和电话会议）425 次，同比增长 58.58%。Ⅱ 类会议占比 70.35%，其中新药临床前（Pre-IND）申请占比 21.65%；新药生产前（Pre-IND）申请占比 18.12%。2018-2021 年沟通交流会议召开量详见表 19。

表19 2018-2021年沟通交流会议召开量（件）

沟通交流会议申请类型		2018年		2019年		2020年		2021年	
		召开会议	占比	召开会议	占比	召开会议	占比	召开会议	占比
Ⅰ类会议		—	—	20	4.75%	26	9.70%	72	16.94%
Ⅱ类会议	新药临床前（Pre-IND）申请	120	37.27%	134	31.83%	77	28.73%	92	21.65%
	新药临床（IND）申请	31	9.63%	33	7.84%	14	5.22%	37	8.71%
	完成Ⅰ期临床后（End of phase Ⅰ）申请	37	11.49%	33	7.84%	22	8.21%	31	7.29%
	完成Ⅱ期临床后（End of phase Ⅱ）申请	47	14.60%	42	9.98%	33	12.31%	43	10.12%
	新药生产前（Pre-NDA）申请	87	27.02%	71	16.86%	47	17.54%	77	18.12%
	新药生产（NDA）申请	—	—	6	1.43%	10	3.73%	17	4.00%
	一致性评价品种申请	—	—	1	0.24%	0	0.00%	0	0%
	复杂仿制药申请	—	—	2	0.48%	1	0.37%	2	0.47%
Ⅲ类会议		—	—	79	18.76%	38	14.18%	54	12.71%
合计		322	100%	421	100%	268	100%	425	100%

第四章
药品注册申请存在的
主要问题及分析

2021 年，药品注册申请经技术审评后审评结论为不批准 / 建议不批准的注册申请 542 件，其中，359 件属于因申请人未能在规定时限内补充资料的情形，占全年不批准 / 建议不批准总量的 66.3%，包括中药 9 件、化学药 349 件、生物制品 1 件；183 件注册申请主要存在申报资料无法证明申请注册药品的安全性、有效性或质量可控性等缺陷问题，包括中药 14 件、化学药 126 件、生物制品 43 件。

一、主要问题

1. 研发立题方面

这方面问题主要存在于早期开发品种（IND 阶段）和某些仿制药及补充申请的开发立项阶段。具体包括：药物研发的临床定位不清，适应症选择不合理；剂型或给药途径选择不合理；已有研究数据提示药效作用不明显，作用靶点和机制不清晰，成药性风险高；联合用药违背临床诊疗和用药原则，或缺乏有效性和安全性研究数据支持；已有的研究数据不支持已上市品种的改良开发；仿制药研发的参比制剂因安全有效性问题已撤市；补充申请变更事项缺乏科学性和合理性。

2. 有效性方面

这方面问题在上市注册申请中比较常见。具体包括：已有的临床研究数据尚无法证明品种的有效性；已开展的临床研究存在试验方案或者研究质量控制问题，无法评价受试品种的有效性；仿制药人体生物等效性试验结果表明和参比制剂不等效；化学药注册分类第 3 类的上市注册申请缺乏境内有效性临床数据。

3. 安全性方面

药物安全性方面问题存在于药物开发的各个阶段。具体包括：早期（IND 阶段）研究结果提示毒性明显或者安全窗过于狭窄，难以进入临床开发或提示应用于临床可能综合获益非常有限；临床前安全性研究方法或研究质量控制问题，或者研究数据不充分，不足以支持后续临床开发；已有的临床研究数据显示存在严重不良反应，临床应用获益和风险比值不合理；化学药注册分类第 3 类的上市注册申请缺乏境内安全性临床数据。

4. 质量可控性方面

这方面问题常见于仿制药的开发。具体包括：药学研究存在严重缺陷，无法证明产品的质量可控性；申报资料无法证明仿制药与参比制剂质量的一致性；各开发阶段的研究受试样品不一致；样品稳定性研究结果、原料药起始物料选择等不符合仿制药上市技术要求；仿制药未按规定使用具有合法来源的原料药；样品复核检验不符合规定或检验方法存在严重缺陷。

5. 合规性方面

这方面问题常见于经注册核查和注册检验的注册申请。具体包括：注册核查中发现研究数据存在真实性问题；注册核查中发现其他影响产品质量的重大缺陷；注册核查抽样检验不合格。

6. 其他方面

具体包括：未按沟通交流时监管方提出的要求和标准提供研究数据或补充完善研究项目；审评中发现研究内容缺项，无法支持注册申请事项；药品说明书修订补充申请不符合说明书撰写要求和管理规范；用于支持变更补充申请的文献依据或者研究数据支持不足。

二、与往年情况的比较

总体上看，2021 年注册申请存在的主要问题，在分类、具体表现等方面与往年具有较大的相似性。但也出现了一些变化，主要包括：

1. 出现的新问题

申请人未按在临床试验申请前沟通交流时监管方提出的补充资料要求提交研究资料，导致审评过程中发现 IND 研究内容缺项。根据现行《药品注册管理办法》第八十八条规定，申请人在药物临床试验申请的审评期间不得补充新的技术资料，致使审评不通过。

上述情况主要由于申请人未注意依据现行《药品注册管理办法》在审评期间不得补充新的技术资料，在提交注册申请资料时忽视了沟通交流中已明确的应提交的研究资料。此类情形是过往导致无法获批的原因中很少见到的。

2. 基于某些问题而不批准的品种数量发生变化

一是 2021 年没有出现因未进行沟通交流而不批准的注册申请；二是因缺乏境内有效性、安全性临床数据而未获批准的化学药注册分类第 3 类上市注册申请数量较往年明显增加；三是因合规性问题而未获批准的注册申请数量较往年有减少趋势；四是开发立题合理性问题未获批准的注册申请数量增加趋势明显。

上述情况和注册申请过程中沟通交流管理要求，以及现行《药品注册管理办法》实施后化学药注册分类第 3 类上市注册申请审评结论管理要求的调整有关。

三、启示和建议

对近期注册申请存在的主要问题进行梳理分析，可以从中得到启示，并为参与药物研发、注册、监管的各方提供参考建议。

1. 充分重视药物开发立题依据

药物开发应立足于临床需求，尤其应重视解决未被满足的临床需求问题；应以临床价值为导向，充分重视同类创新药开发的优势问题，避免群体化、低水平、重复性创新；应充分评估改良型新药的临床价值和优势；变更补充申请应遵循必要性与合理性原则等。

2. 利用好沟通交流机制

在已有的沟通交流机制下，申请人除了在药物开发过程的各关键节点提出沟通交流申请，还可以加强在研发其他环节和审评审批过程中的沟通交流；沟通交流应基于问题，解决问题，就关注的问题达成共识，消除信息不对等，不宜将沟通交流和行政审批程序等同起来；对于沟通交流达成的共识，各方应予以充分遵循。

3. 加强创新药物开发的前期基础研究

某些新机制、新靶点宜做充分的成药性评估，开展尽可能多的概念验证研究，以降低后续开发风险，以免造成研究资源浪费；创新药商业开发策略应建立在科学性基础上，重视成药性证据链的完整性；应遵循药物开发的科学逻辑，循序渐进，尽量减少非科学因素对开发进程的干扰。

第五章
重点治疗领域品种

新冠病毒疫苗和新冠肺炎治疗药物

1-2. 新型冠状病毒灭活疫苗（Vero 细胞）（北京科兴中维生物技术有限公司）、新型冠状病毒灭活疫苗（Vero 细胞）（国药集团中国生物武汉生物制品研究所有限责任公司），适用于预防新型冠状病毒感染所致的疾病（COVID-19）。

3. 重组新型冠状病毒疫苗（5 型腺病毒载体），为首家获批的国产腺病毒载体新冠病毒疫苗，适用于预防由新型冠状病毒感染引起的疾病（COVID-19）。

4-6. 清肺排毒颗粒、化湿败毒颗粒、宣肺败毒颗粒，即"三方"品种，为《新型冠状病毒肺炎诊疗方案（试行第九版）》推荐药物，清肺排毒颗粒用于感受寒湿疫毒所致的疫病，化湿败毒颗粒用于湿毒侵肺所致的疫病，宣肺败毒颗粒用于湿毒郁肺所致的疫病。"三方"品种均来源于古代经典名方，是新冠肺炎疫情暴发以来，在武汉抗疫临床一线众多院士专家筛选出有效方药清肺排毒汤、化湿败毒方、宣肺败毒方的成果转化，也是《国家药监局关于发布〈中药注册分类及申报资料要求〉的通告》（2020 年第 68 号）后首次按照"中药注册分类 3.2 类 其他来源于古代经典名方的中药复方制剂"审评审批的品种。"三方"品种的获批上市为新冠肺炎治疗提供了更多选择，充分发挥了中医药在疫情防控中的作用。

7-8. 安巴韦单抗注射液、罗米司韦单抗注射液，为我国首家获批拥有自主知识产权新冠病毒中和抗体联合治疗药物，上述两个药品可治疗新型冠状病毒肺炎（COVID-19），联合用于治疗轻型和普通型且伴有进展为重型（包括住院或死亡）高风险因素的成人和青少年（12-17 岁，体重 ≥ 40kg）新型冠状病毒感染（COVID-19）患者，其中，青少年（12–17 岁，体重 ≥ 40kg）适应症人群为附条件批准，其获批上市为新冠肺炎治疗提供了更多选择。

中药新药

9. 益气通窍丸，具有益气固表、散风通窍的功效，适用于治疗对季节性过敏性鼻炎中医辨证属肺脾气虚证。本品种为黄芪、防风等 14 种药味组成的原 6 类中药新药复方制剂，在中医临床经验方基础上进行研制，开展了随机、双盲、安慰剂平行对照、多中心临床试验，其获批上市为季节性过敏性鼻炎患者提供了一种新的治疗选择。

10. 益肾养心安神片，功能主治为益肾、养心、安神，适用于治疗失眠症中医辨证属心血亏虚、肾精不足证，症见失眠、多梦、心悸、神疲乏力、健忘、头晕、腰膝酸软等，舌淡红苔薄白，脉沉细或细弱。本品种为炒酸枣仁、制何首乌等 10 种药味组成的原 6 类中药新药复方制剂，在中医临床经验方基础上进行研制，开展了随机、双盲、安慰剂平行对照、多中心临床试验，其获批上市为失眠症患者提供了一种新的治疗选择。

11. 银翘清热片，功能主治为辛凉解表、清热解毒，适用于治疗外感风热型普通感冒，症见发热、咽痛、恶风、鼻塞、流涕、头痛、全身酸痛、汗出、咳嗽、口干，舌红、脉数。本品种为金银花、葛根等 9 种药味组成的 1.1 类中药创新药，在中医临床经验方基础上进行研制，开展了多中心、随机、双盲、安慰剂 / 阳性药平行对照临床试验，其获批上市为外感风热型普通感冒患者提供了一种新的治疗选择。

12. 玄七健骨片，具有活血舒筋、通脉止痛、补肾健骨的功效，适用于治疗轻中度膝骨关节炎中医辨证属筋脉瘀滞证的症状改善。本品种为延胡索、全蝎等 11 种药味组成的 1.1 类中药创新药，基于中医临床经验方基础上进行研制，通过开展随机、双盲、安慰剂平行对照、多中心临床试验，获得安全性、有效性证据，其获批上市将为患者提供一种新的治疗选择。

13. 芪蛭益肾胶囊，具有益气养阴、化瘀通络的功效，适用于治疗早期糖尿病肾病气阴两虚证。本品种为黄芪、地黄等 10 种药味组成的 1.1 类中药创新药，基于中医临床经验方基础上进行研制，通过开展随机、双盲、安慰剂平行对照、多中心临床试验，获得安全性、有效性证据，其获批上市将为患者提供新的治疗选择。

14. 坤心宁颗粒，具有温阳养阴、益肾平肝的功效，适用于治疗女性更年期综合征中医辨证属肾阴阳两虚证。本品种为地黄、石决明等 7 种药味组成的 1.1 类中药创新药，基于中医临床经验方基础上进行研制，通过开展随机、双盲、安慰剂平行对照、多中心临床试验，获得安全性、有效性证据，其获批上市将为患者提供新的治疗选择。

15. 虎贞清风胶囊，具有清热利湿、化瘀利浊、滋补肝肾的功效，适用于治疗轻中度急性痛风性关节炎中医辨证属湿热蕴结证。本品种为虎杖、车前草等 4 种药味组成的 1.1 类中药创新药，在中医临床经验方基础上进行研制，开展了随机、双盲、安慰剂平行对照、多中心临床试验，获得安全性、有效性证据，其获批上市将为患者提供新的治疗选择。

16. 解郁除烦胶囊，具有解郁化痰、清热除烦的功效，适用于治疗轻、中度抑郁症中医辨证属气郁痰阻、郁火内扰证。本品种为栀子、姜厚朴等 8 种药味组成的 1.1 类中药创新药，在中医临床经验方基础上进行研制，处方根据中医经典著作《金匮要略》记载的半夏厚朴汤和《伤寒论》记载的栀子厚朴汤化裁而来，开展了随机、双盲、阳性对照药（化学药品）、安慰剂平行对照、多中心临床试验，获得安全性、有效性证据，其获批上市将为患者提供新的治疗选择。

17. 七蕊胃舒胶囊，具有活血化瘀、燥湿止痛的功效，适用于治疗轻中度慢性非萎缩性胃炎伴糜烂湿热瘀阻证所致的胃脘疼痛。本品种为三七、枯矾等 4 种药味组成的 1.1 类中药创新药，在医疗机构制剂基础上进行研制，开展了随机、双盲、阳性药平行对照、多中心临床试验，其获批上市为慢性胃炎患者提供了新的治疗选择。

18. 淫羊藿素软胶囊，适用于治疗不适合或患者拒绝接受标准治疗、且既往未接受过全身系统性治疗的、不可切除的肝细胞癌，患者外周血复合标志物满足以下检测指标的至少两项：AFP ≥ 400 ng/mL；TNF-α < 2.5pg/mL；IFN-γ ≥ 7.0pg/mL。本品种为从中药材淫羊藿中提取制成的 1.2 类中药创新药，其获批上市为肝细胞癌患者提供了新的治疗选择。

罕见病药物

19. 布罗索尤单抗注射液，适用于治疗成人和 1 岁以上儿童患者的 X 连锁低磷血症（XLH）。X 连锁低磷血症属罕见病，目前尚无有效治疗药物。本品种属临床急需境外新药名单品种，为以成纤维细胞生长因子 23（FGF23）抗原为靶点的一种重组全人源 IgG1 单克隆抗体，可结合并抑制 FGF23 活性从而使血清磷水平增加，其获批上市为患者提供了新的治疗选择。

20. 醋酸艾替班特注射液，适用于治疗成人、青少年和 ≥ 2 岁儿童的遗传性血管性水肿急性发作。遗传性血管性水肿属罕见病，近半数患者会出现上呼吸道黏膜水肿，引发窒息进而危及生命，已被纳入国家卫生健康委员会等五部门联合公布的《第一批罕见病目录》。本品种属临床急需境外新药名单品种，为缓激肽 B2 受体的竞争性拮抗剂，其获批上市可为我国遗传性血管性水肿患者的预防发作提供安全有效的药物。

21. 注射用艾诺凝血素 α，适用于成人和儿童 B 型血友病（先天性 IX 因子缺乏）患者的以下治疗：按需治疗以及控制出血事件；围手术期的出血管理；常规预防，以降低出血事件的发生频率。血友病 B 属遗传性、出血性罕见病，目前国内尚无长效重组人凝血因子IX进口或上市。本品种属临床急需境外新药名单品种，为首个在国内申报进口的长效重组人凝血因子IX产品，其获批上市为患者提供了新的治疗选择。

22. 注射用司妥昔单抗，适用于治疗人体免疫缺陷病毒（HIV）阴性和人疱疹病毒 8 型（HHV-8）阴性的多中心卡斯特曼病（MCD）成人患者。MCD 是一种以淋巴组织生长为特征的罕见病，多数患者出现多器官损害且预后差，部分患者会转化为恶性淋巴瘤，已被纳入国家卫生健康委员会等五部门联合公布的《第一批罕见病目录》。本品种属临床急需境外新药名单品种，其获批上市为患者提供了治疗选择。

23. 奥法妥木单抗注射液，适用于治疗成人复发型多发性硬化（RMS），包括临床孤立综合征、复发缓解型多发性硬化和活动性继发进展型多发性硬化。多发性硬化（MS）是免疫介导的慢性中枢神经系统疾病，已被纳入国家卫生健康委员会等五部门联合公布的《第一批罕见病目录》。本品种为抗人 CD20 的全人源免疫球蛋白 G1 单克隆抗体，其获批上市为患者提供了治疗选择。

儿童用药

24. 利司扑兰口服溶液用散，适用于治疗 2 月龄及以上患者的脊髓性肌萎缩症（SMA）。SMA 是由于运动神经元存活基因 1（SMN1）突变导致 SMN 蛋白功能缺陷所致的遗传性神经肌肉病，是造成婴幼儿死亡的常染色体隐性遗传疾病之一，已被纳入国家卫生健康委员会等五部门联合公布的《第一批罕见病目录》。本品种为治疗儿童罕见病的 1 类创新药，可直接靶向疾病的潜在分子缺陷，增加中枢组织和外周组织的功能性 SMN 蛋白的产生，其获批上市可为 SMA 患者提供新的治疗选择。

25. 达妥昔单抗 β 注射液，适用于治疗 ≥ 12 月龄的高危神经母细胞瘤和伴或不伴有残留病灶的复发性或难治性神经母细胞瘤的儿童患者。神经母细胞瘤为儿童常见的恶性肿瘤之一，尚无免疫治疗产品获批上市。本品种属临床急需境外新药名单品种，其获批上市可丰富儿童患者的治疗选择。

26. 顺铂注射液，此前已批准适用于小细胞与非小细胞肺癌、非精原细胞性生殖细胞癌、晚期难治性卵巢癌、晚期难治性膀胱癌、难治性头颈鳞状细胞癌、胃癌、食管癌的姑息治疗，此次新增批准了儿童用法用量，其获批上市保障了儿童临床合理用药。

27. 盐酸氨溴索喷雾剂，适用于治疗 2-6 岁儿童的痰液粘稠及排痰困难。本品种为适合儿童使用剂型的改良型新药，相对于口服制剂，可以避免遗撒和呕吐，对于年龄小且不配合服药的儿童而言，具有更好的顺应性，其获批上市可丰富儿童患者的治疗选择。

28. 盐酸头孢卡品酯颗粒，适用于儿童对头孢卡品敏感的菌所致的下列感染：皮肤软组织感染、淋巴管和淋巴节炎、慢性脓皮病；咽炎、喉炎、扁桃体炎（包括扁桃体周炎，扁桃体周脓肿）、急性支气管炎、肺炎；膀胱炎、肾盂肾炎；中耳炎、鼻窦炎；猩红热。本品种为第三代口服头孢菌素类抗菌药物，剂型具有较高的用药依从性，适合儿童尤其是婴幼儿使用，其获批上市可为儿童患者提供一种有效的治疗选择。

公共卫生用药

29. 四价流感病毒裂解疫苗，适用于 3 岁及以上人群预防疫苗相关型别的流感病毒引起的流行性感冒。本品种为使用世界卫生组织推荐的甲型（H1N1 和 H3N2）和乙型（B/Victoria 和 B/Yamagata）流行性感冒病毒株制成的裂解疫苗，国内既往使用的流感疫苗以三价流感病毒裂解疫苗为主，本品种在此基础上增加了一种乙型流感抗原，以增加对乙型流感的抗体保护率和阳转率，其获批上市有助于进一步缓解四价流感疫苗供不应求的矛盾。

30. ACYW135 群脑膜炎球菌多糖结合疫苗（CRM197 载体），适用于预防 A 群、C 群、Y 群和 W135 群脑膜炎奈瑟球菌引起的流行性脑脊髓膜炎。本品种为国内首个批准上市的四价脑膜炎多糖结合疫苗，其获批上市可填补国内 2 岁以下儿童无 Y 群、W135 群脑膜炎多糖结合疫苗可用的空白。

31. 冻干人用狂犬病疫苗（Vero 细胞），适用于预防狂犬病。目前国内仅两家企业疫苗获批四剂免疫程序，其余均为五剂免疫程序，本品种同时申报五剂免疫程序和 2-1-1 四剂免疫程序，其获批上市可进一步缓解狂犬病疫苗市场短缺现象。

抗肿瘤药物

32. 甲磺酸伏美替尼片，适用于既往经 EGFR 酪氨酸激酶抑制剂治疗时或治疗后出现疾病进展，并且经检测确认存在 EGFR T790M 突变阳性的局部晚期或转移性非小细胞性肺癌（NSCLC）成人患者的治疗。本品种是我国自主研发并拥有自主知识产权的 1 类创新药，为第三代表皮生长因子受体（EGFR）激酶抑制剂，其获批上市为患者提供了新的治疗选择。

33. 普拉替尼胶囊，适用于既往接受过含铂化疗的转染重排（RET）基因融合阳性的局部晚期或转移性非小细胞性肺癌（NSCLC）成人患者的治疗。本品种为受体酪氨酸激酶 RET 抑制剂的 1 类创新药，可选择性抑制 RET 激酶活性，可剂量依赖性抑制 RET 及其下游分子磷酸化，有效抑制表达 RET（野生型和多种突变型）的细胞增殖，其获批上市为患者提供了新的治疗选择。

34. 赛沃替尼片，适用于治疗含铂化疗后疾病进展或不耐受标准含铂化疗的、具有间质 - 上皮转化因子（MET）外显子 14 跳变的局部晚期或转移性非小细胞肺癌成人患者。本品种是我国拥有自主知识产权的 1 类创新药，为我国首个获批的特异性靶向 MET 激酶的小分子抑制剂，可选择性抑制 MET 激酶的磷酸化，对 MET 14 号外显子跳变的肿瘤细胞增殖有明显的抑制作用，其获批上市为患者提供了新的治疗选择。

35. 舒格利单抗注射液，适用于联合培美曲塞和卡铂用于表皮生长因子受体（EGFR）基因突变阴性和间变性淋巴瘤激酶（ALK）阴性的转移性非鳞状非小细胞肺癌患者的一线治疗，以及联合紫杉醇和卡铂用于转移性鳞状非小细胞肺癌患者的一线治疗。本品种为重组抗 PD-L1 全人源单克隆抗体，可阻断 PD-L1 与 T 细胞上 PD-1 和免疫细胞上 CD80 间的相互作用，通过消除 PD-L1 对细胞毒性 T 细胞的免疫抑制作用，发挥抗肿瘤作用，其获批上市为患者提供了新的治疗选择。

36. 优替德隆注射液，适用于联合卡培他滨，治疗既往接受过至少一种化疗方案的复发或转移性乳腺癌患者。本品种是我国自主研发并拥有自主知识产权的 1 类创新药，为埃坡霉素类衍生物，可促进微管蛋白聚合并稳定微管结构，诱导细胞凋亡，其获批上市为患者提供了新的治疗选择。

37. 羟乙磺酸达尔西利片，适用于联合氟维司群，治疗既往接受内分泌治疗后出现疾病进展的激素受体阳性、人表皮生长因子受体 2 阴性的复发或转移性乳腺癌患者。本品种是一种周期蛋白依赖性激酶 4 和 6（CDK4 和 CDK6）抑制剂的 1 类创新药，可降低 CDK4 和 CDK6 信号通路下游的视网膜母细胞瘤蛋白磷酸化水平，并诱导细胞 G1 期阻滞，从而抑制肿瘤细胞的增殖，其获批上市为患者提供了新的治疗选择。

38. 帕米帕利胶囊，适用于既往经过二线及以上化疗的伴有胚系

BRCA（gBRCA）突变的复发性晚期卵巢癌、输卵管癌或原发性腹膜癌患者的治疗。本品种为 PARP-1 和 PARP-2 的强效、选择性抑制剂 1 类创新药，通过抑制肿瘤细胞 DNA 单链损伤的修复和同源重组修复缺陷，对肿瘤细胞起到合成致死的作用，尤其对携带 BRCA 基因突变的 DNA 修复缺陷型肿瘤细胞敏感度高，其获批上市为患者提供了新的治疗选择。

39. 甲苯磺酸多纳非尼片，适用于既往未接受过全身系统性治疗的不可切除肝细胞癌患者。本品种是我国自主研发并拥有自主知识产权的 1 类创新药，为多激酶抑制剂类小分子抗肿瘤药物，其获批上市为患者提供了一种新的治疗选择。

40. 注射用维迪西妥单抗，适用于至少接受过 2 种系统化疗的人表皮生长因子受体 -2 过表达局部晚期或转移性胃癌（包括胃食管结合部腺癌）患者的治疗。本品种为我国自主研发的创新抗体偶联药物（ADC），包含人表皮生长因子受体 -2（HER2）抗体部分、连接子和细胞毒药物单甲基澳瑞他汀 E（MMAE），其获批上市为患者提供了新的治疗选择。

41. 阿基仑赛注射液，适用于治疗既往接受二线或以上系统性治疗后复发或难治性大 B 细胞淋巴瘤成人患者（包括弥漫性大 B 细胞淋巴瘤非特指型、原发纵隔大 B 细胞淋巴瘤、高级别 B 细胞淋巴瘤和滤泡淋巴瘤转化的弥漫性大 B 细胞淋巴瘤）。本品种为我国首个批准上市的细胞治疗类产品，是一种自体免疫细胞注射剂，由携带 CD19 CAR 基因的逆转录病毒载体进行基因修饰的自体靶向人 CD19 嵌合抗原受体 T 细胞（CAR-T）制备，其获批上市为患者提供了新的治疗选择。

42. 瑞基奥仑赛注射液，适用于治疗经过二线或以上系统性治疗后成人患者的复发或难治性大 B 细胞淋巴瘤。本品种是我国首款自主研发的以及中国第二款获批上市的细胞治疗类产品，为靶向 CD19 的自体 CAR-T 细胞免疫治疗产品，其获批上市为患者提供了新的治疗选择。

43. 奥雷巴替尼片，适用于治疗任何酪氨酸激酶抑制剂耐药，并采用经充分验证的检测方法诊断为伴有 T315I 突变的慢性髓细胞白血病慢性期或加速期的成年患者。本品种为我国自主研发并拥有自主知识产权的 1 类创新药，是小分子蛋白酪氨酸激酶抑制剂，可有效抑制 Bcr-Abl 酪氨酸激酶野生型及多种突变型的活性，可抑制 Bcr-Abl 酪氨酸激酶及下游蛋白 STAT5 和 Crkl 的磷酸化，阻断下游通路活化，诱导 Bcr-Abl 阳性、Bcr-Abl T315I 突变型细胞株的细胞周期阻滞和凋亡，是国内首个获批伴有 T315I 突变的慢性髓细胞白血病适应症的药品，其获批上市为因 T315I 突变导致耐药的患者提供了有效的治疗手段。

44. 恩沃利单抗注射液，适用于不可切除或转移性微卫星高度不稳定（MSI-H）或错配修复基因缺陷型（dMMR）的成人晚期实体瘤患者的治疗，包括既往经过氟尿嘧啶类、奥沙利铂和伊立替康治疗后出现疾病进展的晚期结直肠癌患者以及既往治疗后出现疾病进展且无满意替代治疗方案的其他晚期实体瘤患者。本品种为我国自主研发的创新 PD-L1 抗体药物，为重组人源化 PD-L1 单域抗体 Fc 融合蛋白注射液，可结合人 PD-L1 蛋白，并阻断其与受体 PD-1 的相互作用，解除肿瘤通过 PD-1/PD-L1 途径对 T 细胞的抑制作用，调动免疫系统的抗肿瘤活性杀伤肿瘤，其获批上市为患者提供了新的治疗选择。

抗感染药物

45. 阿兹夫定片，与核苷逆转录酶抑制剂及非核苷逆转录酶抑制剂联用，适用于治疗高病毒载量的成年 HIV-1 感染患者。本品种是新型核苷类逆转录酶和辅助蛋白 Vif 抑制剂的 1 类创新药，也是首个上述双靶点抗 HIV-1 药物，能够选择性进入 HIV-1 靶细胞外周血单核细胞中的 CD4 细胞或 CD14 细胞，发挥抑制病毒复制功能，其获批上市为

HIV-1 感染者提供了新的治疗选择。

46. 艾诺韦林片，适用于与核苷类抗逆转录病毒药物联合使用，治疗成人 HIV-1 感染初治患者。本品种为 HIV-1 新型非核苷类逆转录酶抑制剂的 1 类创新药，通过非竞争性结合 HIV-1 逆转录酶抑制 HIV-1 的复制，其获批上市为 HIV-1 感染患者提供了新的治疗选择。

47. 艾米替诺福韦片，适用于治疗慢性乙型肝炎成人患者。本品种是我国自主研发并拥有自主知识产权的 1 类创新药，为核苷类逆转录酶抑制剂，其获批上市为慢性乙型肝炎患者提供了新的治疗选择。

48-49. 甲苯磺酸奥马环素片、注射用甲苯磺酸奥马环素，适用于治疗社区获得性细菌性肺炎（CABP）、急性细菌性皮肤和皮肤结构感染（ABSSSI）。甲苯磺酸奥马环素为新型四环素类抗菌药，具有广谱抗菌活性，以及口服和静脉输注两种剂型，其获批上市丰富了患者的治疗选择，提高了药品可及性。

50. 康替唑胺片，适用于治疗对康替唑胺敏感的金黄色葡萄球菌(甲氧西林敏感和耐药的菌株)、化脓性链球菌或无乳链球菌引起的复杂性皮肤和软组织感染。本品种是我国自主研发并拥有自主知识产权的 1 类创新药，为全合成的新型噁唑烷酮类抗菌药，其获批上市为患者提供了新的治疗选择。

51. 苹果酸奈诺沙星氯化钠注射液，适用于治疗对奈诺沙星敏感的肺炎链球菌、金黄色葡萄球菌、流感嗜血杆菌、副流感嗜血杆菌、卡他莫拉菌、肺炎克雷伯菌、铜绿假单胞菌以及肺炎支原体、肺炎衣原体和嗜肺军团菌所致的成人（≥ 18 岁）社区获得性肺炎。本品种为无氟喹诺酮类抗菌药，与含氟喹诺酮类抗菌药具有不同的作用位点，其获批上市可为患者提供新的治疗选择。

52. 注射用磷酸左奥硝唑酯二钠，适用于治疗肠道和肝脏严重的阿米巴病、奥硝唑敏感厌氧菌引起的手术后感染和预防外科手术导致的敏感厌氧菌感染。本品种属于最新一代硝基咪唑类抗感染药，其获批上市

第五章　重点治疗领域品种 | 63

可为厌氧菌感染的治疗和预防提供新的治疗选择。

内分泌系统药物

53. 西格列他钠片，适用于配合饮食控制和运动，改善成人 2 型糖尿病患者的血糖控制。本品种是我国自主研发并拥有自主知识产权的 1 类创新药，为过氧化物酶体增殖物激活受体（PPAR）全激动剂，能同时激活 PPAR 三个亚型受体（α、γ 和 δ），并诱导下游与胰岛素敏感性、脂肪酸氧化、能量转化和脂质转运等功能相关的靶基因表达，抑制与胰岛素抵抗相关的 PPARγ 受体磷酸化，其获批上市为患者提供了新的治疗选择。

54. 脯氨酸恒格列净片，适用于改善成人 2 型糖尿病患者的血糖控制。本品种是我国自主研发并拥有自主知识产权的 1 类创新药，为钠 - 葡萄糖协同转运蛋白 2（SGLT2）抑制剂，通过抑制 SGLT2，减少肾小管滤过的葡萄糖的重吸收，降低葡萄糖的肾阈值，从而增加尿糖排泄，其获批上市为患者提供新的治疗选择。

循环系统药物

55. 海博麦布片，适用于作为饮食控制以外的辅助治疗，可单独或与 HMG-CoA 还原酶抑制剂（他汀类）联合用于治疗原发性（杂合子家族性或非家族性）高胆固醇血症，可降低总胆固醇、低密度脂蛋白胆固醇、载脂蛋白 B 水平。本品种为我国自主研发并拥有自主知识产权的 1 类创新药，可抑制甾醇载体 Niemann-Pick C1-like1（NPC1L1）依赖的胆固醇吸收，从而减少小肠中胆固醇向肝脏转运，降低血胆固醇水平，降低肝脏胆固醇贮量，其获批上市为原发性高胆固醇血症患者提供了新的治疗选择。

血液系统药物

56. 海曲泊帕乙醇胺片，适用于因血小板减少和临床条件导致出血风险增加的既往对糖皮质激素、免疫球蛋白等治疗反应不佳的慢性原发免疫性血小板减少症成人患者，以及对免疫抑制治疗疗效不佳的重型再生障碍性贫血（SAA）成人患者。本品种是我国自主研发并拥有自主知识产权的 1 类创新药，为小分子人血小板生成素受体激动剂，其获批上市为患者提供了新的治疗选择。

风湿性疾病及免疫药物

57. 注射用泰它西普，适用于与常规治疗联合用于在常规治疗基础上仍具有高疾病活动的活动性、自身抗体阳性的系统性红斑狼疮（SLE）成年患者。本品种为我国自主研发的创新治疗用生物制品，可将 B 淋巴细胞刺激因子（BLyS）受体跨膜蛋白活化物（TACI）的胞外特定的可溶性部分，与人免疫球蛋白 G1（IgG1）的可结晶片段（Fc）构建成的融合蛋白，由于 TACI 受体对 BLyS 和增殖诱导配体（APRIL）具有很高的亲和力，本品种可以阻止 BLyS 和 APRIL 与它们的细胞膜受体、B 细胞成熟抗原、B 细胞活化分子受体之间的相互作用，从而达到抑制 BLyS 和 APRIL 的生物学活性的作用，其获批上市为患者提供了新的治疗选择。

皮肤五官药物

58. 阿普米司特片，适用于治疗符合接受光疗或系统治疗指征的中度至重度斑块状银屑病的成人患者。本品种属临床急需境外新药名单品种，是磷酸二酯酶4（PDE4）小分子抑制剂，可以通过抑制PDE4促使细胞内环磷酸腺苷（cAMP）含量升高，从而增加抗炎细胞因子，并下调炎症反应，其获批上市可为患者提供一种给药便利的新型替代治疗选择。

第六章
高效做好应急审评

2021 年，新冠肺炎疫情全球大流行仍处于发展阶段，病毒不断变异进一步增加了疫情的不确定性，我国疫情防控"外防输入、内防反弹"压力持续增大，人民群众对新冠病毒疫苗、治疗药物的期待不断增高，国际社会对我国疫苗药品安全的关注度与日俱增。在这种形势下，党和国家对新冠病毒疫苗药物审评审批工作不断提出更高要求，国务院副总理孙春兰、国务委员肖捷亲赴药审中心调研并召开座谈会。药审中心坚持人民至上、生命至上，尊重科学、遵循规律，以高效应对疫情形势变化的工作机制和举措，全力服务保障疫情防控工作大局，持续做好新冠病毒治疗药物、新冠病毒疫苗应急审评审批工作，交出了满意答卷。

一、加速推动新冠病毒治疗药物研发上市

药审中心坚决有力落实孙春兰副总理、肖捷国务委员调研座谈会部署要求，严守新冠病毒治疗药物研发安全有效标准，加快重点药物应急审评审批，为应对突发公共卫生事件和新冠肺炎疫情提供科技保障。

一是第一时间学习传达调研座谈会议精神，研究贯彻落实措施，梳理新冠病毒药物应急审评工作进展情况，对重点品种按照"一药一策一团队"原则，逐个制定应急审评工作方案，建立工作机制，明确上市审评技术标准，确定上市审评工作节点，制定上市审评倒排时间表、路线图，形成《新冠药物上市审评工作方案》。

二是加强研审联动、主动指导企业，持续跟进新冠病毒治疗药物研发进展，对于已进入Ⅲ期临床试验或已获得初步临床试验数据提示临床终点获益的重点品种，依法依规做好新冠病毒治疗药物审评工作，加快推动新冠病毒治疗药物获批上市。同时密切关注国际上新冠病毒治疗药物研发、审评审批情况，做好知识储备，以便更好的指导进口药及国产

仿制药研发及上市申报。

三是落实申请人主体责任，对于申请附条件批准上市的品种，督促申请人按照承诺按时完成相关研究并递交相关资料，做好新冠病毒治疗药物全生命周期科学监管。

四是在中药应急审评方面，药审中心第一时间调集中药技术审评骨干力量，形成新冠肺炎疫情中药应急审评专项工作小组，深入了解新冠肺炎病理特征、演变规律、中医证候和辨证施治的原则，紧跟抗疫一线中医药使用情况和研发动态，结合国家卫生健康委发布的《新型冠状病毒肺炎诊疗方案》，不断加深对中医药在新冠肺炎治疗中独特作用和临床需要的认识。

五是加强对申请人的技术指导和注册服务，随研发随提交，随提交随审评，大大缩短了审评时间，进一步优化了审评流程，累计完成 84 项立项申请的可行性评议工作，所有立项申请均在 24 小时内完成。在此基础上，全天候接受相关品种申请人在研发和整理申报资料过程中遇到的问题并坚持做到随到随答。按照"边审评、边研究、边总结"的工作模式，充分发挥以中医药院士和抗疫临床一线专家为主的特别专家组的指导作用，完成"三方"抗疫成果转化。

截至 2021 年底，累计批准 55 个品种新冠病毒治疗药物 IND，包括中药 2 个，小分子抗病毒药物 10 个，中和抗体 30 个，其他类药物 13 个。2021 年，新冠病毒中和抗体联合治疗药物（安巴韦单抗注射液、罗米司韦单抗注射液）、清肺排毒颗粒、化湿败毒颗粒、宣肺败毒颗粒已获批上市。新冠病毒治疗药物 IND 批准量详见图 40。

图 40　新冠病毒治疗药物 IND 批准量（件）

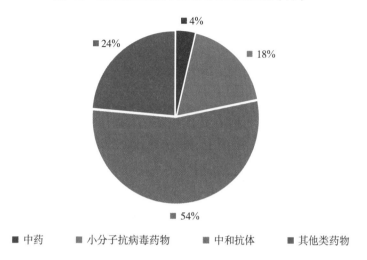

■ 中药　　■ 小分子抗病毒药物　　■ 中和抗体　　■ 其他类药物

二、坚持研审联动，创新工作模式，高效完成新冠病毒疫苗应急审评工作

药审中心深入贯彻落实党中央、国务院和国家局部署，持续优化"早期介入、持续跟踪、研审联动、科学审评"全天候应急审评审批工作机制，积极履职担当。

一是截至 2021 年底，加速推动 4 个新冠病毒疫苗附条件批准上市，5 条技术路线的 27 个疫苗品种获批开展临床试验，其中 9 个进入Ⅲ期临床试验，新冠病毒疫苗审评取得重大突破。

二是主动服务疫苗企业，提供全程指导，与 WHO 积极沟通，全力支持 2 款国产新冠病毒疫苗纳入 WHO 紧急使用清单，取得历史性突破，为全面疫情防控、为企业复工复产、推动我国经济社会发展提供了重要保障，也为落实习近平总书记"疫苗作为全人类公共产品"的承诺提供了坚实支撑，展现了疫苗应急审评审批的"中国质量"和"大国担当"，为全球携手战胜疫情注入了强大信心。

三是积极推进新冠病毒疫苗扩产保质保供相关工作，创新工作模式，深入江苏、北京、安徽等地新冠病毒疫苗生产企业进行现场指导、现场办公，研究解决技术问题，高效完成扩产能应急审评工作，全面提升我国疫苗年产能达数十亿剂，扩大了疫苗的可及性和可负担性，有效地保障了人民群众的接种需求。

四是继续强化服务指导，持续跟进各技术路线新冠病毒疫苗研发进展，尤其是重点跟进重组蛋白类、核酸类新冠病毒疫苗临床试验进展情况，依法依规做好新冠病毒疫苗审评工作，推动更多新冠病毒疫苗获批上市，为抗击疫情扩充"武器库"，补充"弹药"。

五是密切关注新冠病毒流行株的变化情况，指导督促企业开展相关研究，及时调整研发策略，鼓励开展针对变异株新冠病毒疫苗研发并提供技术指导，为后续疫情防控提供支撑。

六是督促新冠病毒疫苗上市许可持有人，落实主体责任，完成附条件批准时要求的各项相关任务，持续深化对附条件上市产品安全性特征的认识。

七是积极参加 WHO、国际药品监管机构联盟（ICMRA）等组织召开的视频电话会议，共同探讨研发与评价标准，推动我国新冠病毒疫苗研发注册标准与国际接轨，为中国新冠病毒疫苗走向世界打下了坚实基础，为助力全球抗疫贡献了宝贵的中国药监智慧、中国药审力量。截至 2021 年底，药审中心累计派员参加 WHO 相关会议 71 场，参加 ICMRA 相关会议 49 场。

在高效完成应急审评工作的同时，药审中心及时梳理应急审评中好经验好做法，完善现有审评工作流程，探索制定加快创新药上市申请的工作机制和程序，加快新药新疫苗上市，不断满足人民群众的健康需求。

第七章
持续深化审评审批
制度改革

一、多措并举满足儿童用药临床急需、促进儿童用药研发创新

"支持研发严格监管儿童药"是国家局党史学习教育"我为群众办实事"实践活动"药品监管惠企利民十大项目"之一。为切实解决人民群众"急难愁盼"的用药问题，药审中心多措并举，精准发力，谋划解决儿童用药研发重点、难点问题，鼓励和促进儿童用药的研发创新，不断满足临床需求。

创新儿童用药审评管理工作机制。药审中心成立儿童用药专项领导小组和工作小组，形成任务统一部署、力量统筹调配、工作一体推进的工作格局，有效提高了发现问题、解决问题的能力。

深入调研，协调各方共破儿童用药难题。解决儿童用药难的问题，需要监管部门、临床机构和药品生产企业同向发力。药审中心多次前往国家儿童医学中心和科研企业进行调研座谈，以临床需求为导向共同研究和解决儿童用药研发、使用和审评中的技术问题，提升我国儿童用药研发和科学监管水平。

落实儿童用药优先审评审批政策，提高儿童用药安全性和可及性。药审中心坚持"高标准、严要求、强服务"的原则，借鉴新冠病毒治疗药物等应急审评审批经验，在审评系统中设立"儿童用药"特殊标识，优化审评资源配置，专人对接，加快儿童用药上市速度。2021 年共有 24 件适用于儿童的药品上市许可申请通过优先审评审批程序获批上市。

完善儿童用药审评标准体系，指导科学研发。药审中心按照"急用先行"的原则，结合临床实际、借鉴国际经验、集中专家智慧、大胆探索实践，建立了包含真实世界数据支持等指导原则在内的儿童用药研发审评证据体系。截至 2021 年底共发布了《儿童用药（化学药品）药学

开发指导原则（试行）》《真实世界研究支持儿童用药物研发与审评的技术指导原则（试行）》《注意缺陷多动障碍（ADHD）药物临床试验技术指导原则》等 12 项儿童用药专项指导原则，完善了儿童用药临床试验和安全性评价标准，为研发和审评提供了重要技术支持与审评依据，激发了企业研发活力，更好地指导了儿童用药的科学研发。

开展已上市药品说明书中儿童用药信息规范化增补工作，保障儿童临床科学用药。药审中心着力改善儿科临床中普遍存在的超说明书使用现状，破解"儿童吃药靠掰，用量靠猜"的困局。会同国家儿童医学中心及其医联体成员单位，设立"中国儿童说明书规范化项目"，充分利用儿童医疗机构数据资源，采用真实世界研究方法，筛选出建议修订说明书的品种名单和具体修订内容，现已公布两批修订说明书的品种名单。

加强儿童用药的政策宣传与培训力度。药审中心于 2021 年 6 月 1 日在网站开设了"儿童用药专栏"，及时公布与儿童用药相关的政策法规、指导原则、培训资料、品种批准信息等内容，集中展示了我国儿童用药审评工作，加强政策解读和宣传。人民日报刊发了《多举措鼓励儿童用药研发生产——满足用药需求 保障用药安全》，中国医药报社刊发了《全力破解儿童用药短缺难题》。

二、完善临床试验管理制度、提高药物临床研究质量

1. 发布《中国新药注册临床试验现状年度报告（2020 年）》

为全面掌握中国新药注册临床试验现状，及时对外公开临床试验进展信息，为新药研发、资源配置和药品审评审批提供参考，药审中心根据药物临床试验登记与信息公示平台的新药临床试验登记信息，首次对中国新药注册临床试验现状进行全面汇总分析，发布了《中国新药注册临床试验现状年度报告（2020 年）》。

药审中心将以中国新药注册临床试验登记数据为依托，聚焦监管创新，提高监管效能，在推动药品监管能力现代化中加强与业界沟通交流，增加信息透明度，助推中国新药临床试验高质量健康发展。

2. 强化新冠病毒疫苗、治疗药物的临床试验进展和安全监管工作

药审中心严格按照新冠病毒疫苗、治疗药物临床试验过程中监管的工作要求，调整优化安全性监管措施，实施高频次的药物警戒及安全风险监管工作，加强对重点品种的安全监测与风险处理。截至2021年底，获准开展临床试验的82个新冠病毒疫苗、治疗药物均被纳入临床试验安全风险管理的专用通道。

3. 推动《药物警戒质量管理规范》落地实施

《药物警戒质量管理规范》自2021年12月1日起正式施行，药审中心参与了该规范及其配套文件的制定以及规范的宣贯培训和技术解读工作，提高申请人对药物警戒的主体责任意识，助推《药物警戒质量管理规范》落地实施。

4. 逐步完善临床试验期间药物警戒及安全风险管理工作

药审中心紧跟国际药物警戒新动态，结合中国实际，不断完善药物警戒工作的新理论、新方法和新工具，积极构建药物警戒学科发展的监管科学体系和工作平台。一是优化安全信息审评程序，构建临床试验期间安全风险管理系统（CTRiMS），实现了安全信息检测和风险处理的电子化管理，增加临床试验期间安全风险管理的协调性、有序性、规范性。二是升级符合E2B（R3）区域实施要求的药物警戒接收系统，提升安全数据库应用功能，推进ICH E2B（R3）和ICH E2A指导原则在

我国的转化实施。三是优化安全风险管理机制，组建安全信息监测小组，对安全信息进行监测、识别、分析与初步评估，形成风险处理意见。四是形成临床试验安全信息的三级风险处理方式，即临床试验风险管理告知信、临床试验风险控制通知书、暂停或终止临床试验通知书，持续强化药物临床试验期间安全信息报告评估管理。

5. 安全信息的风险识别能力稳步提高

2021 年收到国内临床期间可疑且非预期的严重不良反应（SUSAR）首次报告 7197 份，同比增长 54.51%；收到研发期间年度安全性报告（DSUR）2568 份，同比增长 42.82%。临床试验登记平台登记信息 15075 条（包括首次登记和信息更新登记），同比增长 22.95%。发出临床试验风险管理告知信 86 份、临床试验风险控制通知书 21 份，暂停临床试验通知书 1 份，建议申办者主动暂停临床试验 5 次。

新冠病毒疫苗和新冠病毒治疗药物均采用快速推进的研发模式，存在一定程度的潜在风险，且临床试验开展过程中短时间纳入大量受试者。药审中心始终将新冠病毒疫苗、新冠病毒治疗药物的安全性放在首位，对新冠病毒疫苗、新冠病毒治疗药物临床试验加大安全监管力度、提高安全监管频次、加强风险预警、提升安全监管的灵活性，对警戒信息第一时间进行处理，严守安全底线。确保了临床试验风险可控、受试者安全，尽早满足了公众对新冠病毒疫苗和新冠病毒治疗药物用药安全的需求。

三、建设中国上市药品专利信息登记平台

为贯彻落实《中共中央办公厅、国务院办公厅关于深化审评审批制度改革鼓励药品医疗器械创新的意见》（厅字〔2017〕42 号）和《国

家局、国家知识产权局关于发布〈药品专利纠纷早期解决机制实施办法（试行）〉的公告》（2021 年第 89 号），探索建立药品专利纠纷早期解决机制，对符合药品专利纠纷早期解决机制的品种，依法设置等待期、专利保护期或市场独占期。药审中心建设了中国上市药品专利信息登记平台。

1. 以问题为导向，充分聆听社会各界意见建议

药审中心加强沟通协调，多次邀请相关部门、业界专家召开平台建设研讨会，汲取行业专业性意见，及时发现解决问题，推进平台建设。在中国上市药品专利信息登记平台测试期间，根据社会各界反映的问题，逐一解答并同步优化平台功能。

2. 发布操作指南等文件，提高用户的平台使用体验

药审中心发布《中国上市药品专利信息登记平台用户操作指南》《中国上市药品专利信息登记填表说明》等指导性文件，给予申请人明晰指导。2021 年有 325 个上市许可持有人登记专利信息 1476 条，涉及药品 1090 个；公开专利声明 959 个，其中一类申明 783 个，二类申明 65 个，三类申明 175 个，四类申明 97 个，实现药品注册相关专利信息公开。

四、扎实推进仿制药一致性评价工作

1. 持续开展参比制剂遴选工作

药审中心根据《药审中心化学仿制药参比制剂遴选工作流程》要求，继续规范遴选工作流程，有效提高工作效率，按时限完成参比制剂遴选工作。自 2017 年 8 月开展一致性评价工作以来共发布参比制剂目录 49 批，涉及 4677 个品规（1967 个品种），其中包括注射剂参比制剂 1253 个品规（477 个品种）。2021 年发布参比制剂 850 个品规（527 个品种）。

2. 继续完善优化一致性评价工作

2021 年已通过一致性评价 331 个品种。为了更好的开展一致性评价工作，药审中心完成了我国上市化学药品相关数据的梳理工作，对临床价值明确无原研对照的品种、国产创新品种、我国特有品种等进行了分析研究，为下一步一致性评价工作提供了参考。2021 年制定了 75 个品种的药学研究技术要求，起草了 27 项生物等效性个药指导原则，逐步完善了审评标准体系。同时，药审中心召开一致性评价企业座谈会，充分听取企业提出的相关意见和建议，以企业关心的痛点难点问题作为下一步工作的重点。

3. 优化一致性评价专栏

在药审中心网站中优化了"仿制药质量与疗效一致性评价"专栏，设专人对一致性评价专栏进行更新和维护，及时更新通过一致性评价的口服固体制剂品种说明书、企业研究报告及生物等效性试验数据、参比制剂目录、政策法规、技术指南等信息。

五、提高药品审评审批透明度 [25]

一是加大审评信息公开力度，建立审评信息公开的长效机制。药审中心制定《药审中心技术审评报告公开工作规范（试行）》，发布《2020年度药品审评报告》，提高审评工作透明度。截至 2021 年底，已累计公开新药技术审评报告 500 个。二是持续推进审评信息公开。在药审中心网站增设"突破性治疗公示"等栏目，对申请人关注度高的加快品种信息予以公开，同时上线异议解决系统，开通对审评结论提出异议的通道，及时回应社会关切。三是不断加强信息化建设。对药审中心网站进

---

[25] 数据来源为药审中心网站"信息公开"专栏。

行升级改造。新增"儿童用药""行政受理服务""指导原则""药品电子通用技术文档（eCTD）"等专栏，增强审评信息公开的主动性，信息检索的便利性和信息更新的时效性，不断满足公众和申请人诉求。四是深化"放管服"改革，加快实现"一网通办"，推进药监服务事项整体联动。以建设整体联动、高效便民的网上服务平台为目标，整合内部账户体系，对接国家局网上办事大厅，做到统一账户、入口和登录。

2021 年公开已承办的注册申请信息 11546 条，公示纳入优先审评品种信息 112 个，公示纳入突破性治疗品种信息 51 个，公示沟通交流申请信息 3757 个，公开批准临床默示许可申请信息 2873 个，公开上市药品审评报告信息 184 个。公开登记审查通过、受理通过的原料药、药用辅料和药包材任务 2524 个。2021 年首次实现原料药审评进度查询，并实现与关联制剂的关联查询，公开单独审评原料药进度任务 927 个及与关联制剂的关联查询任务 443 个，持续推进审评进度公开。

六、推动药品注册申请申报电子化

为推进药品注册申请电子申报，提高"互联网＋药品监管"服务效能，eCTD 项目正式实施。一是发布技术规范，指导申请人准备 eCTD 申报资料。制定 eCTD 技术规范、实施指南等技术文件，为申请人准备电子申报资料提供技术指导和标准遵循。二是开展宣贯工作，提高申请人开展 eCTD 申报的积极性。制定宣讲解读计划，开展对外宣讲，帮助申请人理解 eCTD 技术要求和申报流程。三是做好相关信息化建设，方便申请人开展 eCTD 申报。建设 eCTD 专栏，集中公开国内外指导原则、工作动态等，建设 eCTD 申报系统，对接国家局药品业务应用系统，打通药品注册申请全流程电子化通道。四是开展信息安全评估，提高信息安全性。开展 eCTD 等级保护测评、密码应用安全性评估测评、网络安全风险评估等，多措并举，有效控制和降低信息安全风险。

第八章
支持推动中药传承
创新发展

2019-2021 年，中药 IND 受理量（17 件、22 件、52 件）、批准量（15 件、28 件、34 件）和 NDA 受理量（3 件、6 件、14 件）、建议批准量（2 件、4 件、14 件）均呈现连年增长的态势。2019-2021 年中药 IND 受理量、批准量和 NDA 受理量、建议批准量详见图 41。

图 41　2019-2021 年中药 IND 受理量、批准量和 NDA 受理量、建议批准量（件）

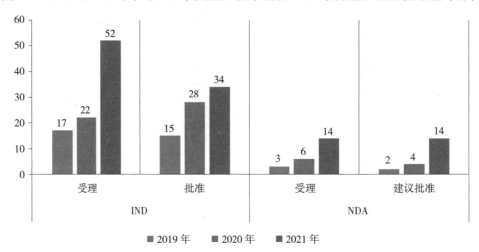

一、落实改革完善中药审评审批机制要求，推动构建"三结合"[26] 注册审评证据体系

认真落实《中共中央 国务院关于促进中医药传承创新发展的意见》和习近平总书记关于改革完善中药审评审批机制指示精神，按照传承精华、守正创新、高质量发展的原则，深刻研究总结中药审评审批实践经验和药品审评审批制度改革成果，结合中药特点和研发实际情况，积极主动研究中药注册分类调整意见，加快构建"三结合"注册审评证据体系，畅通了中药新药的注册途径。

基于"三结合"注册审评证据体系，制定审评标准和指导原则。针

---

[26] 中医药理论、人用经验、临床试验相结合的中药注册审评证据体系。

对"三结合"注册审评证据体系下研究策略、方法的调整和沟通交流关注点，将目前已形成的人用经验的共识转化到指导原则之中，发布了《中药新药复方制剂中医药理论申报资料撰写指导原则（试行）》《古代经典名方中药复方制剂说明书撰写指导原则（试行）》。选择恶性肿瘤、慢性胃炎、胃食管反流病 3 个具体适应症为突破口，引入真实世界研究等新工具新方法，与中医临床相关适应症领域的权威专家一起针对符合中医药特点的临床疗效评价技术要求进行研究，逐步形成指导原则。

二、研究优化注册分类，开辟古代经典名方中药复方制剂研发与审评新路径

药审中心对现行《药品注册管理办法》中药分类中的第 3 类"古代经典名方中药复方制剂"进行了系统研究，基于"三结合"注册审评证据体系思维，增加了"3.2 类其他来源于古代经典名方的中药复方制剂"分类，并提出了一系列与之相适应的注册管理要求。该分类体现了传承精华、守正创新的原则，有别于中药创新药的研发模式，对于加快来自中医长期临床实践传承下来的经典名方、名老中医经验方以及医院制剂等的成果转化，充分满足中医临床治疗需求，具有十分积极的意义。通过"三方"相关品种的审评，实践了与该分类相适应的审评程序、临床及药学审评要点和技术要求，得到了中医药院士、国医大师等权威专家的高度赞扬。

按照国家局、国家中医药管理局工作部署，药审中心持续推进古代经典名方中药复方制剂专家审评委员会的组建工作。

三、持续加强标准研究，构建符合中药特点的全过程质量控制体系

遵循中医药理论、传统用药经验和中药研发规律，深入研究中药特点和中药审评标准，建立完善中药新药全过程质量控制体系，制定符合中药特点的研究和评价技术指导原则，转变中药"唯成分"的质量控制理念，基本构建涵盖药材、饮片、制剂等的中药新药全过程质量控制体系和全生命周期管理的有关要求。发布了《中药新药质量研究技术指导原则（试行）》，该指导原则一方面重视中药临床长期使用证明安全、有效的事实，以临床价值为导向，尊重中医药传统和特色，引导生产企业制定符合中药特点的质量控制方法和策略；另一方面强调"质量源于设计""全过程质量控制"等理念，指导生产企业更加有效地控制产品质量。

深入研究、总结近几十年来中药变更研究以及中药变更监管的经验和成果，破除"唯成分"的评价方式，基于生产过程、人用经验和质量评价，构建了新的变更研究评价标准，发布了《已上市中药药学变更研究技术指导原则（试行）》，优化已上市中药药学变更技术要求，解决长期困扰企业的难点痛点问题，推动中药产业高质量发展。

四、加强对申请人的指导，加快确有临床价值的中药新药审评

药审中心将具有明显临床价值的中药新药纳入优先审评审批程序。通过问询式沟通交流、专业问询、线上视频会议等多种方式，主动与申请人就针对关键技术问题的沟通交流，使申请人在专家咨询会上答辩更

为聚焦，提高了补充资料以及说明书、质量标准等审评所需文件撰写的质量和效率。全力以赴加快中药上市许可申请审评，发挥中医药在疾病防治中的独特优势。

自《药物研发与技术审评沟通交流管理办法》发布以来，中药新药沟通交流会议申请的办理量不断增加，从 2017 年 62 件、2018 年 74 件，增加至 2019 年 133 件、2020 年 125 件、2021 年 191 件。通过与申请人的沟通交流，前置处理申报资料存在的问题，提高了申报资料质量和审评工作效率。2017–2021 年中药新药沟通交流会议申请办理量详见图 42。

图 42　2017–2021 年中药新药沟通交流会议申请办理量（件）

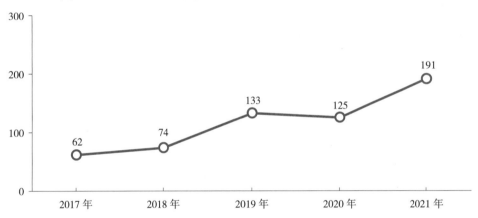

五、积极做好援疆援藏工作，支持促进民族药发展

按照国家局的部署和工作要求，药审中心多次赴新疆、西藏等地开展调研、培训、座谈，深入了解民族药研发实际情况和存在的问题，探索调整民族药注册管理思路，推进具有民族药临床治疗优势药物的研发。通过线上答疑等方式解答新疆、西藏民族药企业咨询问题数百条，及时解决申请人在研发和注册过程中的问题。积极推动民族药品种的研发，优先配置审评资源、加强注册服务指导、做好审评全过程的沟通交流。

第九章
审评体系和审评能力
现代化稳步提升

一、保障连任 ICH 管委会成员相关工作

ICH 工作办公室为保障国家局成功连任 ICH 管委会成员，一是争取各 ICH 成员的理解和支持，积极筹办"ICH 中国进程与展望会"，向国际行业协会全面展示了我国 ICH 工作成果；组织参加了药品信息协会（DIA）中国年会 ICH 主题日活动，围绕推动 ICH 国际协调等议题与来自欧美日机构代表进行深入交流；与日本监管机构联合举办研讨会，全面深化与国际监管机构和工业界的交流合作。二是提高在行业代表领域的宣传力度，2021 年 4 月 28 日举办了"ICH 指导原则实施情况宣讲会"，线上观看直播人数达 1.4 万人次，回放 1.1 万人次。三是密切关注 ICH 管委会选举进程，深入研究，积极筹备 ICH 管委会选举申请材料，为国家局成功连任 ICH 管委会成员奠定了坚实的基础。2021 年 6 月 3 日国家局再次当选 ICH 管委会成员。

二、积极推动 ICH 指导原则转化实施和议题协调工作

一是 ICH 工作办公室进一步推动 ICH 指导原则在国内的落地实施，2021 年报请国家局发布 ICH 指导原则实施适用公告 6 个，明确了 9 个 ICH 指导原则的实施时间节点。截至 2021 年底，国家局已充分实施 ICH 指导原则 53 个，实施比例达 84.13%。二是 ICH 工作办公室深入参与 ICH 议题协调工作。目前 ICH 共有活跃议题 28 个，向 ICH 议题协调专家工作组选派专家 53 人次，共参加工作组电话会累计达 379 次。

三、流程导向科学管理体系建设更加科学

在中央纪委国家监委驻市场监管总局纪检监察组及国家局党组的支持和指导下，药审中心科学管理体系 8 个子课题的试点建设运行良好，科学管理体系制度计划制修订 28 个，已发布制度 17 个，58 项改革措施稳步推进。2021 年药审中心内部审评以流程为导向的科学管理体系基本建成，制度标准体系和风险防控机制进一步完善、审评流程更加清晰、审评审批效率明显提高、服务意识显著增强、服务对象满意度和社会美誉度明显提高，以问题为导向、流程为主线、制度建设为抓手的药品审评审批工作体系基本形成。同时，药审中心总结流程导向审评体系的建设成果，对《药品技术审评质量管理规范》（GRP）进行了修订。以此为新起点，按照推进治理体系和治理能力现代化新要求，药审中心将继续发挥以流程导向科学体系建设工作机制作用，坚持问题导向，不断发现新问题，研究新措施，持续推进审评体系和审评能力现代化。

四、人才队伍建设迈出坚实步伐

药审中心积极开展人才队伍建设，树立鲜明用人导向，坚持严管和厚爱结合、激励和约束并重，鼓励工作人员锐意进取、担当作为。一是持续加强审评队伍和能力建设。积极协调增加人员编制，立足审评需要做好人才引进工作，充实专业审评力量，持续开展员工教育培训，提高工作能力。二是畅通员工职业发展通道。做好高级职称评审申报，积极开展专业技术岗位评审聘任、主审审评员选聘，做好中级职称以及管理岗位级别认定工作，破除人才职业发展瓶颈。三是不断加强制度建设，制定《员工辞职管理办法》《职工兼职（任职）管理办法》《考勤与休假

管理办法》《因私出国（境）管理办法》等 11 个制度，夯实了人才队伍管理的基础。四是完善绩效考核等措施，进一步规范各类人员激励和约束机制。

五、指导规范药品分中心开展审评工作

设立药品审评检查长三角分中心、药品审评检查大湾区分中心（以下简称药品分中心）是党中央、国务院在长三角区域、粤港澳大湾区推进更高起点深化改革和更高层次对外开放等战略部署和发展规划的重要举措，是对药品审评改革创新和药品审评能力建设的强化支持。药审中心在国家局的统一领导下，坚决贯彻国家区域战略，认真落实"统一审评团队、统一业务管理、统一审评系统、统一审评标准"要求，大力加强药品分中心建设工作的规划设计、建设运行及支持保障，加大业务支持指导力度，加强业务培训，推动药品分中心尽快发挥应有作用，助力区域医药产业高质量发展。

一是建立药品分中心业务工作协调机制。药审中心成立专项工作组，专题研究推进药品分中心业务开展、人才队伍建设等工作，全力推进药品分中心逐步开展审评工作。二是多种形式组织培训。药审中心通过线上培训、线下一对一带教等形式，对药品分中心人员开展了涵盖审评任务管理、专家会议、沟通交流、技术审评等方面的业务培训，促进药品分中心人员审评业务能力的提升。三是支持指导药品分中心开展沟通交流相关工作。针对具有临床价值的重点品种，药审中心给予技术支持，支持药品分中心对区域内申请人开展指导和交流工作，2021 年共组织沟通交流会议 17 次；发布《国家药品监督管理局药品审评检查长三角分中心、大湾区分中心关于启动一般性技术问题解答工作的通知》，开通申请人向药品分中心提交一般性技术问题端口，指导药品分中心解

答一般性技术问题咨询 1415 个。四是开展上市后变更研讨会和培训。在上海和深圳召开了"药品上市后变更类别确认研讨会",建立药审中心与药品分中心、省级药监局关于上市后变更分类确定的沟通协调机制。选派人员前往 2 个药品分中心开展药品上市后变更指导原则的培训,长三角区域约两千人参加培训,粤港澳大湾区约五百人参加培训。

两个药品分中心挂牌运行以来,主动服务,深入调研了解区域内药品企业服务需求,积极解决企业新药研发与注册中遇到的突出问题。后续药审中心将会同两个药品分中心进一步深化审评审批制度改革,有效提升药品分中心服务区域医药产业创新发展的工作质量,指导支持药品分中心推动建设政治过硬、素质优良、高效廉洁的审评人才队伍。

第十章
加快完善药品技术
指导原则体系

近年来，随着医药产业迅猛发展，新技术、新靶点、新机制、新成果不断涌现，药品注册申报数量持续增加，大批创新型高科技药物进入注册审批程序。为满足药品更新换代速度和医药行业发展需求，药品技术指导原则在具有规范性、指导性和应用效果的同时还必须具有前瞻性。药审中心以满足药物研发需求和鼓励创新为目标，持续推进审评体系和审评能力现代化建设，致力于构建科学权威公开的审评标准体系，解决影响和制约药品创新、质量、效率的突出问题。

根据《国家药监局综合司关于印发药品技术指导原则发布程序的通知》（药监综药管〔2020〕9号）要求，药审中心加大指导原则的起草制定力度，2021年经国家局审查同意发布了87个指导原则。开展药品审评标准体系建设以来，已累计发布了361个指导原则，覆盖中药、化学药、生物制品等领域，包含新冠病毒治疗药物、古代经典名方、细胞和基因治疗等研发热点难点问题。目前国内指导原则已基本形成技术标准体系，为医药产业的创新发展和药品审评提供了科学有力的技术支撑。2021年药审中心完成的技术指导原则详见附件7。

在加速推动新冠病毒治疗药物研发上市方面，药审中心发布了《新型冠状病毒中和抗体类药物非临床研究技术指导原则（试行）》《抗新冠病毒肺炎炎症药物非临床药效学研究与评价技术指导原则（试行）》《抗新冠病毒化学药物非临床药效学研究与评价技术指导原则（试行）》等指导原则，紧跟国内国际新冠肺炎疫情的发生发展及临床治疗需求，以新冠病毒中和抗体类药物、抗新冠病毒肺炎炎症药物和抗新冠病毒化学药物作为抗疫药物研发和审评审批的重点，更好地指导相关药物的研发。

在支持推动中药传承创新发展方面，发布了《古代经典名方中药复方制剂说明书撰写指导原则（试行）》《中药新药复方制剂中医药理论申报资料撰写指导原则（试行）》《按古代经典名方目录管理的中药复方制剂药学研究技术指导原则（试行）》等指导原则，加快构建中医药理论、人用经验和临床试验相结合的中药注册审评证据体系，规范中医药理论申报资料和古代经典名方中药复方制剂说明书相关内容的撰写。

在满足儿童用药临床急需、促进儿童用药研发创新方面，发布了《儿童用化学药品改良型新药临床试验技术指导原则（试行）》《化学药品和治疗用生物制品说明书中儿童用药相关信息撰写的技术指导原则（试行）》等指导原则，鼓励药物研发者研发适宜儿童使用的剂型和规格，同时通过完善药品说明书中儿童用药信息以指导临床合理用药，持续解决临床儿童用药紧缺问题。

在细胞和基因治疗方面，发布了《基因修饰细胞治疗产品非临床研究技术指导原则（试行）》《基因治疗产品非临床研究与评价技术指导原则（试行）》《基因治疗产品长期随访临床研究技术指导原则（试行）》等指导原则，规范了国内细胞和基因治疗药物的研究与评价，进一步提高企业研发效率，引导行业健康发展。

在肿瘤药物研发发面，发布了《以临床价值为导向的抗肿瘤药物临床研发指导原则》《生物标志物在抗肿瘤药物临床研发中应用的技术指导原则》《抗肿瘤药首次人体试验扩展队列研究技术指导原则（试行）》等指导原则，从患者需求的角度出发，对抗肿瘤药物的临床研发提出建议，以期指导医药企业在研发过程中，落实以临床价值为导向、以患者为核心的研发理念，促进了抗肿瘤药物科学有序的开发。

在罕见病治疗方面，发布了《罕见疾病药物临床研发技术指导原则》，意在促进更多低发病率疾病为对象的药物研发，展现了药审中心推动我国罕见疾病药物研发的信心和决心，力争将更多原先被市场冷落的罕见疾病药物拉入研发快车道，为边缘化的罕见病患者带来更多希望的曙光。同时针对罕见病药物研发积极性较低的突出问题，促使医药企业围绕尚未满足的临床需求，将罕见病作为创新产品研发的重要方向之一。而最终目的，是为了推动我国罕见病防治与保障迈上新的台阶，为罕见病患者提供更优质的诊疗服务，保障人民的健康权益。

在真实世界数据方面，发布了《用于产生真实世界证据的真实世界数据指导原则（试行）》，从审评角度明确了用于回答临床科学问题的数据要求，强调了真实世界数据不等同于真实世界证据，为工业界利用真实世界数据支持药物研发提供了科学可行的指导意见。该指导原则的发布，使我国真实世界数据研究在政策监管层面迈向全球第一梯队。

在药品上市后变更方面，发布了《已上市中药药学变更研究技术指导原则（试行）》《已上市化学药品药学变更研究技术指导原则（试行）》《已上市生物制品药学变更研究技术指导原则（试行）》等指导原则，旨在落实药品全生命周期管理，指导我国已上市中药、化学药品和生物制品药学的变更研究，为申请人提供可参考的技术标准。

指导原则的制定与发布进一步完善了药品审评体系，为科学公正的审评决策提供了有力的技术支撑。同时，鼓励科研机构、申请人和行业协会更多地参与药品指导原则编制工作，使药品指导原则体系构建工作形成良性循环，进而更好的推动我国药品指导原则体系更加完善。

第十一章
党风廉政建设见行见效

药审中心以习近平新时代中国特色社会主义思想为指导，增强忠诚拥护"两个确立"，坚定践行"两个维护"的政治自觉，以落实管党治党政治责任的有力成果，为推进药品审评改革创新提供了坚强政治保障。

一是认真开展好党史学习教育。制定《药审中心党委开展党史学习教育实施方案》，召开动员部署大会，成立督导组指导各党支部利用"三会一课"、组织生活会等多种形式推进党史学习教育。

二是积极开展好"我为群众办实事"实践活动。围绕公众和申请人急难愁盼的现实问题，将国家局"药品监管惠企利民十大项目"中涉及药审中心为责任单位的 4 个项目作为工作重点认真抓好落实，确立了加快推进新冠病毒疫苗审评、鼓励儿童药研发创新、推进审评信息公开、不断优化沟通交流机制、持续提升服务申请人质量等 25 个办实事项目，不断满足业界和公众诉求。

三是统筹抓好中央、国家局党组巡视整改及违反中央八项规定精神专项治理各项工作，通过建章立制、优化流程、加强督办等手段协调并推动解决整改过程的难点堵点问题。通过巡视整改不断提升整体工作水平。

四是开展重点任务专项监督。对疫情防控、原辅包关联审评审批、新冠病毒疫苗审评审批等落实情况进行重点监督，推动药品审评制度改革重要工作落地见效。对于审评暂停品种的暂停原因、纳入突破性疗法程序的品种依程序沟通交流执行情况等开展常态监督，着力防范化解风险隐患，压实责任。

五是持续防范和化解廉政风险。落实上级纪检组织关于"行贿受贿一起查"要求，制定药品注册申请人行为合法合规承诺书。组织员工进行利益冲突情况报告，开展员工经商办企业持股清查工作，推动建设清正廉洁的审评审批环境。

六是坚持警示教育常态化。制定年度廉政文化建设方案，每两月编印 1 期《廉洁审评教育专刊》，每月向全体员工推送廉洁警句，大力营造崇廉尚廉的浓厚氛围。

第十二章
2022 年重点工作安排

过去的一年间，药品技术审评工作在鼓励医药创新、维护人民健康和公共卫生安全方面作出了积极的贡献，在保障疫情防控大局和加快医药产业高质量发展中的关键性作用也愈加显著。随着药品审评审批制度改革不断向纵深推进，人民群众对药品质量和安全有着更高的期盼，医药行业对公平、有序、可预期的审评环境的诉求更加强烈，以及在全球公共卫生危机频发、"全球新"药物创新性不断提升等复杂的社会背景下，我国药品审评机构、药品审评能力和药品审评体系现代化方面依然面临着诸多挑战。

一是审评队伍规模与审评任务量匹配失衡。目前，审评队伍力量与每年按时限审评上万件注册申请任务量之间的矛盾依然突出，加班加点审评仍是常态。二是药品审评能力现代化水平仍需全面加强。随着新药研发创新全球化不断提升，新机制、新靶点等"全球新"的药物逐渐增多，创新产品对审评能力的挑战和压力已日渐凸显。三是如何更好地强化药品审评效能、提升为人民服务水平、建立健全现代化药品审评体系的问题变得更加突出。

2022 年，药审中心将在国家局党组的坚强领导下，紧密围绕各项重要工作部署，主要开展以下方面的工作。

一、全力保障新冠病毒疫苗药物审评

服务疫情防控大局，全力保障新冠病毒疫苗扩产能、保质量、保供应；严守药物研发安全有效标准，坚持提前介入、研审联动、科学严谨、依法合规，全力以赴推动新冠病毒疫苗和治疗药物上市，持续跟进各技术路线疫苗药物品种研发进展，加快促进重点药物研发创新，督促附条件上市疫苗药物生产企业开展上市后研究；总结固化好的经验做法，优化应急审评工作机制，促进应急审评工作经验转化实施；加强新冠应急审批药物临床试验进展与安全信息监管。

二、持续深化药品审评审批制度改革

促进医药产业基础性研究，支持鼓励企业在现代医药新技术、新靶点、新机制方面开展创新，促推解决产业创新发展的"卡脖子"问题；坚持鼓励以临床价值为导向的新药好药、罕见病用药、重大传染病用药、公共卫生方面的临床急需药品研发创新；细化优化突破性治疗药物、附条件批准、优先审评审批程序，促进药品高质量发展；支持满足临床需求的儿童用药研发创新，提高儿童用药的安全性和可及性；巩固按时限审评改革成果，完善审评任务管理机制；强化"放管服"意识，提升沟通交流服务质量；优化药物临床试验默示许可制度；完善专家咨询委员会工作制度；加强药品注册核查检验沟通协调，做好《药品注册核查检验启动工作程序》配套制度落地实施；加强临床试验期间的药物警戒体系建设，提升临床试验信息管理能力；稳步推进 eCTD 工作，提升电子化管理水平。

三、加快推动中药审评审批机制改革

完善中药审评审批机制，加快构建以中医药理论、人用经验和临床试验相结合的中药审评体系；推进中药技术指导原则制修订，建立完善符合中药特点的审评体系，促进中药传承创新发展；加快组建古代经典名方中药复方制剂专家审评委员会。

四、扎实推进仿制药质量和疗效一致性评价

坚持标准不降低，有序推进口服固体制剂、注射剂一致性评价工作；严格评价标准，完善相关技术指导原则体系；优化一致性评价流程，加快参比制剂遴选工作，推进无参比制剂品种梳理及国产创新药自证工作。

五、全面开展审评体系和审评能力现代化建设

做好药品安全专项整治配合工作；在国家局统一领导下加快推进药品长三角分中心、药品大湾区分中心业务等方面建设；持续推进流程导向科学管理体系建设，完善科学审评体系，规范权力运行，防范各类风险；加强长效机制建设，加快将科学管理体系的建设成果转化为规章制度落地落实，提升审评科学化水平，不断提升审评质量和审评效率；做好疫苗国家监管体系（NRA）评估迎检；推进以临床价值为导向的指导原则建设；推进 ICH 指导原则转化实施，促进国内行业监管与国际标准接轨；推进监管科学课题研究；加强法务工作，提升职工法律意识和依法决策水平；充实审评力量，优化专业结构，加强审评队伍建设；加强业务培训，探索完善培训考核与评价机制。

六、驰而不息强化党风廉政建设

持之以恒学深悟透做实习近平新时代中国特色社会主义思想，认真学习党的二十大精神，深刻认识"两个确立"的决定性意义，坚决贯彻习近平总书记的重要讲话、重要指示精神，不断增强"四个意识"，坚

定"四个自信"，做到"两个维护"；认真贯彻党中央、国务院重大决策部署，巩固落实中央八项规定精神；持续推进"不敢腐、不能腐、不想腐"体制机制建设；做好防范利益冲突工作；丰富新闻宣传方式，打造系统化宣传格局，弘扬药品审评审批制度改革成果。

结　语

　　行之力则知愈进，知之深则行愈达。2022 年，药审中心将继续以习近平新时代中国特色社会主义思想为指导，认真贯彻落实习近平总书记重要指示批示、党的十九大和历次会全精神，深刻领会"两个确立"的决定性意义，增强"四个意识"，坚定"四个自信"，坚决做到"两个维护"，以革故鼎新的勇气、坚忍不拔的定力，抓好"十四五"药品安全及高质量发展规划的贯彻落实，全面加强党的建设，纵深推进全面从严治党，持续深化药品审评审批制度改革，深入开展药品安全专项整治行动，不断加大审评队伍建设管理力度，扎实做好新冠病毒疫苗药物应急审评工作，大力支持中医药传承创新发展，有序推进仿制药质量和疗效一致性评价，不断提升药品审评体系和审评能力现代化水平，全力服务疫情防控工作大局，切实保障人民群众用药安全有效可及。

　　以初心，致创新。做好药品审评工作使命光荣、责任重大。药审中心将更加紧密团结在以习近平同志为核心的党中央周围，把握大势、抢占先机，肩负起新时代赋予的重任，心怀"国之大者"，以不负人民的实际行动奋力开创药品审评事业新局面，加快建设科学、高效、权威、公众信赖的药品审评机构，以优异成绩迎接党的二十大胜利召开，为守护人民生命健康和建设社会主义现代化国家、实现中华民族伟大复兴的中国梦作出新的更大贡献！

附件 1　2021 年药审中心建议批准的 NDA

受理号	药品通用名称	纳入加快上市程序	备注
CXSS1900046	13 价肺炎球菌多糖结合疫苗（破伤风类毒素 / 白喉类毒素）	优先审评审批程序	
CXSS1900044	ACYW135 群脑膜炎球菌多糖结合疫苗（CRM197 载体）	优先审评审批程序	
CXSS1900008	A 群 C 群脑膜炎球菌多糖结合疫苗（CRM197 载体）	—	
CXSS1900003	Sabin 株脊髓灰质炎灭活疫苗（Vero 细胞）	优先审评审批程序	
JXHS2000182	阿贝西利片	—	
JXHS2000183	阿贝西利片	—	
JXHS2000184	阿贝西利片	—	
JXSS2000027	阿达木单抗注射液	—	
JXHS2000050	阿伐替尼片	附条件批准程序、优先审评审批程序	
JXHS2000051	阿伐替尼片	附条件批准程序、优先审评审批程序	
JXHS2000052	阿伐替尼片	附条件批准程序、优先审评审批程序	
CXSS2000006	阿基仑赛注射液	优先审评审批程序	
JXHS2100014	阿普米司特片	优先审评审批程序	
JXHS2100015	阿普米司特片	优先审评审批程序	
JXHS2100016	阿普米司特片	优先审评审批程序	
JXSS2000032	阿替利珠单抗注射液	—	
JXSS2000033	阿替利珠单抗注射液	附条件批准程序、优先审评审批程序	
CXHS2000016	阿兹夫定片	附条件批准程序、优先审评审批程序	First in Class[27]

---

[27] 首创新药。

续表

受理号	药品通用名称	纳入加快上市程序	备注
CXHS2000017	阿兹夫定片	附条件批准程序、优先审评审批程序	First in Class
JXSS2000012	艾美赛珠单抗注射液	优先审评审批程序	
JXSS2000013	艾美赛珠单抗注射液	优先审评审批程序	
JXSS2000014	艾美赛珠单抗注射液	优先审评审批程序	
JXSS2000015	艾美赛珠单抗注射液	优先审评审批程序	
CXHS2000029	艾米替诺福韦片	优先审评审批程序	Me Too[28]
CXHS2000022	艾诺韦林片	优先审评审批程序	Me Too
JXHS2100005	氨吡啶缓释片	优先审评审批程序	
CXHS1400242	氨基酸（15）腹膜透析液	—	
CXHS1900028	奥氮平口溶膜	—	
CXHS1900029	奥氮平口溶膜	—	
JXSS2000049	奥法妥木单抗注射液	优先审评审批程序	
JXHS2100001	奥拉帕利片	附条件批准程序、优先审评审批程序	
JXHS2100002	奥拉帕利片	附条件批准程序、优先审评审批程序	
CXHS2000038	奥雷巴替尼片	附条件批准程序、优先审评审批程序	
JXSS1900059	奥妥珠单抗注射液	优先审评审批程序	
CXHS1800012	奥扎格雷氨丁三醇注射用浓溶液	—	
CXSS2000012	贝伐珠单抗注射液	—	
CXSS2000013	贝伐珠单抗注射液	—	
CXSS2000027	贝伐珠单抗注射液	—	
CXSS2000029	贝伐珠单抗注射液	—	
CXSS2000030	贝伐珠单抗注射液	—	

---

[28] 同靶点药物。

续表

受理号	药品通用名称	纳入加快上市程序	备注
CXSS2000046	贝伐珠单抗注射液	—	
CXSS2000047	贝伐珠单抗注射液	—	
CXSS2100008	贝伐珠单抗注射液	优先审评审批程序	
JXSS2000068	贝伐珠单抗注射液	优先审评审批程序	
JXSS2100021	贝伐珠单抗注射液	—	
JXSS2100023	贝伐珠单抗注射液	—	
JXHS1800072	比索洛尔氨氯地平片	—	
JXHS2000153	吡仑帕奈片	—	
JXHS2000154	吡仑帕奈片	—	
JXHS2000155	吡仑帕奈片	—	
JXHS2000156	吡仑帕奈片	—	
JXHS1900106	泊沙康唑注射液	—	
JXSS1900056	布罗索尤单抗注射液	附条件批准程序	
JXSS1900057	布罗索尤单抗注射液	附条件批准程序	
JXSS1900058	布罗索尤单抗注射液	附条件批准程序	
JXSS2000039	布罗索尤单抗注射液	附条件批准程序、优先审评审批程序	
JXSS2000040	布罗索尤单抗注射液	附条件批准程序、优先审评审批程序	
JXSS2000041	布罗索尤单抗注射液	附条件批准程序、优先审评审批程序	
CXSS2000003	肠道病毒 71 型灭活疫苗（Vero 细胞）	—	
JXHS2000083	醋酸艾替班特注射液	—	
JXHS2000027	达格列净片	优先审评审批程序	
JXHS2000028	达格列净片	优先审评审批程序	
JXSS2000019	达雷妥尤单抗注射液	优先审评审批程序	
JXSS2000020	达雷妥尤单抗注射液	优先审评审批程序	

续表

受理号	药品通用名称	纳入加快上市程序	备注
JXSS2100015	达雷妥尤单抗注射液	—	
JXSS2100016	达雷妥尤单抗注射液	—	
JXSS2000050	达雷妥尤单抗注射液（皮下注射）	附条件批准程序、优先审评审批程序	
JXHS2000007	达罗他胺片	附条件批准程序、优先审评审批程序	
JXSS2000048	达妥昔单抗 β 注射液	附条件批准程序、优先审评审批程序	
JXSS2000036	德谷胰岛素利拉鲁肽注射液	—	
JXHS2000157	地塞米松玻璃体内植入剂	—	
JXHS2000123	丁苯那嗪片	优先审评审批程序	
JXHS2000124	丁苯那嗪片	优先审评审批程序	
CXSS1700013	冻干 b 型流感嗜血杆菌结合疫苗	—	
CXSS1800026	冻干人用狂犬病疫苗（Vero 细胞）	优先审评审批程序	
CXSS2000031	冻干人用狂犬病疫苗（Vero 细胞）	优先审评审批程序	
JXSS2000029	度伐利尤单抗注射液	—	
JXSS2000030	度伐利尤单抗注射液	—	
JXSS2000034	度普利尤单抗注射液	优先审评审批程序	
JXSS2000035	度普利尤单抗注射液	优先审评审批程序	
JXHS1900113	多种微量元素注射液（Ⅲ）	—	
CXHS1900001	恩替卡韦颗粒	优先审评审批程序	
CXSS2000060	恩沃利单抗注射液	附条件批准程序、优先审评审批程序	
JXHS2000113	二甲双胍维格列汀片（Ⅱ）	—	
JXHS2000114	二甲双胍维格列汀片（Ⅲ）	—	
JXHS2000058	非诺贝特酸胆碱缓释胶囊	—	
CXHS2000046	氟唑帕利胶囊	优先审评审批程序	Me Too

续表

受理号	药品通用名称	纳入加快上市程序	备注
JXHS2000013	富马酸二甲酯肠溶胶囊	优先审评审批程序	
JXHS2000014	富马酸二甲酯肠溶胶囊	优先审评审批程序	
JXHS2000040	富马酸伏诺拉生片	—	
JXHS2000041	富马酸伏诺拉生片	—	
JXHS2000033	富马酸吉瑞替尼片	附条件批准程序、优先审评审批程序	
CXSS2000052	甘精胰岛素注射液	—	
CXHS0900125	枸橼酸爱地那非片	—	Me Too
JXHS2000031	枸橼酸钠血滤置换液	—	
JXHS2000057	枸橼酸托法替布缓释片	—	
CXHS1900003	海博麦布片	优先审评审批程序	Me Too
CXHS1900004	海博麦布片	优先审评审批程序	Me Too
CXHS2000014	海曲泊帕乙醇胺片	附条件批准程序、优先审评审批程序	
CXHS2000015	海曲泊帕乙醇胺片	附条件批准程序、优先审评审批程序	
CXHS2000018	海曲泊帕乙醇胺片	—	
CXHS2000019	海曲泊帕乙醇胺片	—	
CXHS2000020	海曲泊帕乙醇胺片	—	
CXZS2000006	虎贞清风胶囊	—	
CXHS2000001	环泊酚注射液	优先审评审批程序	Me Too
CXHS2100003	环泊酚注射液		Me Too
CXSS1900020	黄花蒿花粉变应原舌下滴剂	优先审评审批程序	
CXHS2000002	甲苯磺酸奥马环素片	优先审评审批程序	Me Too
CXHS2000010	甲苯磺酸多纳非尼片	优先审评审批程序	
CXHS2101017	甲磺酸阿美替尼片	突破性治疗药物程序、优先审评审批程序	

续表

受理号	药品通用名称	纳入加快上市程序	备注
JXHS2000150	甲磺酸奥希替尼片	优先审评审批程序	
JXHS2000151	甲磺酸奥希替尼片	优先审评审批程序	
CXHS1900039	甲磺酸伏美替尼片	附条件批准程序、优先审评审批程序	Me Too
CXZS2100007	解郁除烦胶囊	—	
CXSS1400015	精蛋白人胰岛素混合注射液（30R）	—	
CXSS1900031	聚乙二醇化重组人粒细胞刺激因子注射液	—	
CXHS1900044	康替唑胺片	优先审评审批程序	Me Too
CXZS2000010	坤心宁颗粒	—	
JXHS2000117	拉考沙胺片	—	
JXHS2000118	拉考沙胺片	—	
JXHS2000119	拉考沙胺片	—	
JXHS2000120	拉考沙胺片	—	
JXHS1900147	拉米夫定多替拉韦片	优先审评审批程序	
JXHS1900191	拉莫三嗪分散片	—	
JXHS1900192	拉莫三嗪分散片	—	
JXHS1900193	拉莫三嗪分散片	—	
JXHS1900194	拉莫三嗪分散片	—	
JXHS1900154	来那度胺胶囊	优先审评审批程序	
JXHS2000165	来特莫韦片	—	
JXHS2000166	来特莫韦片	—	
JXSS2000038	雷珠单抗注射液	—	
JXSS2000044	雷珠单抗注射液	—	
JXSS2000045	雷珠单抗注射液	—	
JXSS2000046	雷珠单抗注射液	—	
JXSS2000047	雷珠单抗注射液	—	

续表

受理号	药品通用名称	纳入加快上市程序	备注
JXHS1900155	利格列汀片	—	
JXHS2000042	利司扑兰口服溶液用散	优先审评审批程序	Me Too
CXHS1600009	磷酸钠盐散	—	
JXHS2100023	磷酸索立德吉胶囊	优先审评审批程序	
JXHS2000102	硫酸艾沙康唑胶囊	—	
JXHS2000169	硫酸艾沙康唑胶囊	—	
JXHS2000024	氯吡格雷阿司匹林片	—	
JXHS2000074	玛巴洛沙韦片	优先审评审批程序	
JXHS2000075	玛巴洛沙韦片	优先审评审批程序	
JXHS1800027	美阿沙坦钾片	—	
JXHS1800028	美阿沙坦钾片	—	
JXSS2000021	美泊利珠单抗注射液	优先审评审批程序	
CXSS1700030	门冬胰岛素 30 注射液	—	
CXSS1700031	门冬胰岛素 30 注射液	—	
CXSS1700028	门冬胰岛素注射液	—	
CXSS1700029	门冬胰岛素注射液	—	
CXSS1900018	门冬胰岛素注射液	—	
CXSS1900019	门冬胰岛素注射液	—	
CXSS1900038	门冬胰岛素注射液	—	
CXHS1900016	孟鲁司特钠口溶膜	—	
CXHS1900017	孟鲁司特钠口溶膜	—	
JXSS2000053	纳武利尤单抗注射液	附条件批准程序、优先审评审批程序	
JXSS2000054	纳武利尤单抗注射液	附条件批准程序、优先审评审批程序	
JXSS2000066	纳武利尤单抗注射液	—	
JXSS2000067	纳武利尤单抗注射液	—	

续表

受理号	药品通用名称	纳入加快上市程序	备注
JXSS2000051	帕博利珠单抗注射液	—	
JXSS2000063	帕博利珠单抗注射液	附条件批准程序、优先审评审批程序	
CXHS2000021	帕米帕利胶囊	附条件批准程序、优先审评审批程序	Me Too
CXSS2000022	派安普利单抗注射液	附条件批准程序	
CXHS1700005	苹果酸奈诺沙星氯化钠注射液	优先审评审批程序	Me Too
CXHS2000035	脯氨酸恒格列净片	—	
CXHS2000036	脯氨酸恒格列净片	—	
JXHS2000131	普拉替尼胶囊	附条件批准程序、优先审评审批程序	
CXHS1900024	普瑞巴林缓释片	—	
CXHS1900025	普瑞巴林缓释片	—	
CXHS1900026	普瑞巴林缓释片	—	
CXZS2000009	七蕊胃舒胶囊	—	
CXZS2000008	芪蛭益肾胶囊	—	
CXHS2101006	羟乙磺酸达尔西利片	突破性治疗药物程序、优先审评审批程序	
CXHS2101007	羟乙磺酸达尔西利片	突破性治疗药物程序、优先审评审批程序	
CXHS2101008	羟乙磺酸达尔西利片	突破性治疗药物程序、优先审评审批程序	
JXHS1900116	氢溴酸替格列汀片	—	
CXSS2000037	人凝血酶原复合物	—	
CXSS1900032	人凝血因子Ⅷ	优先审评审批程序	
CXSS1900039	人凝血因子Ⅷ	优先审评审批程序	
CXSS1900036	人纤维蛋白原	—	
CXSS2000002	人纤维蛋白原	—	

续表

受理号	药品通用名称	纳入加快上市程序	备注
JXSS2000022	人血白蛋白	—	
JXSS2000025	人血白蛋白	—	
CXSS2000036	瑞基奥仑赛注射液	附条件批准程序、优先审评审批程序	
JXHS2000121	瑞派替尼片	附条件批准程序、优先审评审批程序	
JXHS2000035	瑞舒伐他汀钙片	—	
JXHS2000036	瑞舒伐他汀钙片	—	
JXHS2000037	瑞舒伐他汀钙片	—	
JXSS2000011	萨特利珠单抗注射液	优先审评审批程序	
JXHS2100013	塞利尼索片	附条件批准程序、优先审评审批程序	
CXSS2000005	赛帕利单抗注射液	附条件批准程序	
CXHS2000012	赛沃替尼片	附条件批准程序、优先审评审批程序	
CXHS2000013	赛沃替尼片	附条件批准程序、优先审评审批程序	
JXHS2000091	沙库巴曲缬沙坦钠片	—	
JXHS2000092	沙库巴曲缬沙坦钠片	—	
CXHS1900043	示踪用盐酸米托蒽醌注射液	—	
CXSS2000056	舒格利单抗注射液	—	
CXHS1900014	水合氯醛 / 糖浆组合包装	优先审评审批程序	
CXHS1900015	水合氯醛 / 糖浆组合包装	优先审评审批程序	
JXSS2000006	司美格鲁肽注射液	—	
JXSS2000007	司美格鲁肽注射液	—	
CXSS2000008	四价流感病毒裂解疫苗	—	
CXHS2000028	索凡替尼胶囊	—	
JXHS2000133	碳酸司维拉姆片	—	

受理号	药品通用名称	纳入加快上市程序	备注
CXSS2000016	特瑞普利单抗注射液	附条件批准程序、优先审评审批程序	
CXSS2000017	特瑞普利单抗注射液	附条件批准程序、优先审评审批程序	
CXSS2000018	特瑞普利单抗注射液	附条件批准程序、优先审评审批程序	
CXSS2000019	特瑞普利单抗注射液	附条件批准程序、优先审评审批程序	
CXSS2100016	特瑞普利单抗注射液	—	
CXSS2100017	特瑞普利单抗注射液	—	
CXSS2100018	特瑞普利单抗注射液	—	
CXSS2000014	替雷利珠单抗注射液	—	
CXSS2000032	替雷利珠单抗注射液	—	
CXSS2000033	替雷利珠单抗注射液	附条件批准程序	
CXSS2100030	替雷利珠单抗注射液		
CXHS1900032	西格列他钠片	—	First in Class
CXSS2000015	信迪利单抗注射液	—	
CXSS2000043	信迪利单抗注射液	—	
CXSS2100009	信迪利单抗注射液	优先审评审批程序	
CXZS2000007	玄七健骨片	—	
CXHS2000030	盐酸埃克替尼片	优先审评审批程序	
CXHS1900040	盐酸安罗替尼胶囊	附条件批准程序、优先审评审批程序	
CXHS1900041	盐酸安罗替尼胶囊	附条件批准程序、优先审评审批程序	
CXHS1900042	盐酸安罗替尼胶囊	附条件批准程序、优先审评审批程序	
JXHS1900062	盐酸非索非那定片	—	
JXHS1900063	盐酸非索非那定片	—	

续表

受理号	药品通用名称	纳入加快上市程序	备注
JXHS1900064	盐酸非索非那定片	—	
JXHS2000125	盐酸决奈达隆片	—	
CXHS2000023	盐酸米托蒽醌脂质体注射液	附条件批准程序、优先审评审批程序	
JXHS1900001	盐酸羟考酮缓释片	—	
JXHS1900002	盐酸羟考酮缓释片	—	
JXHS1900005	盐酸羟考酮缓释片	—	
JXHS2000016	盐酸头孢卡品酯颗粒	优先审评审批程序	
JXSS2000055	伊匹木单抗注射液	附条件批准程序、优先审评审批程序	
JXSS2000056	伊匹木单抗注射液	附条件批准程序、优先审评审批程序	
JXHS1800056	异麦芽糖酐铁注射液	—	
JXHS1800057	异麦芽糖酐铁注射液	—	
JXHS1800058	异麦芽糖酐铁注射液	—	
CXZS1800001	益气通窍丸	—	
CXZS2000001	益肾养心安神片	—	
CXZS2000005	银翘清热片	—	
CXZS2101000	淫羊藿素	优先审评审批程序	
CXZS2101001	淫羊藿素软胶囊	附条件批准程序、优先审评审批程序	
JXHS2000065	茚达格莫吸入粉雾剂	—	
JXHS2000066	茚达格莫吸入粉雾剂	—	
JXHS2000067	茚达特罗莫米松吸入粉雾剂	—	
JXHS2000068	茚达特罗莫米松吸入粉雾剂	—	
JXHS2000069	茚达特罗莫米松吸入粉雾剂	—	
CXHS1800005	优替德隆注射液	优先审评审批程序	
CXHS2000037	泽布替尼胶囊	附条件批准程序、优先审评审批程序	

续表

受理号	药品通用名称	纳入加快上市程序	备注
JXSS1700006	重组人促卵泡激素注射液	—	
JXSS1700007	重组人促卵泡激素注射液	—	
JXSS1700008	重组人促卵泡激素注射液	—	
JXSS1700009	重组人促卵泡激素注射液	—	
CXSS2000053	重组人生长激素注射液	—	
CXSS1900017	猪源纤维蛋白粘合剂	—	
JXSS1900061	注射用 A 型肉毒毒素	—	
JXSS1900062	注射用艾诺凝血素 α	—	
JXSS1900063	注射用艾诺凝血素 α	—	
JXSS1900064	注射用艾诺凝血素 α	—	
JXSS1900065	注射用艾诺凝血素 α	—	
JXSS2000001	注射用奥加伊妥珠单抗	优先审评审批程序	
JXHS2100012	注射用奥沙利铂	—	
JXSS2000016	注射用恩美曲妥珠单抗	—	
JXSS2000017	注射用恩美曲妥珠单抗	—	
CXHS2000003	注射用甲苯磺酸奥马环素	优先审评审批程序	Me Too
CXHS2100004	注射用甲苯磺酸瑞马唑仑	—	Me Too
JXHS1900150	注射用卡非佐米	附条件批准程序	
CXSS2000045	注射用卡瑞利珠单抗	附条件批准程序、优先审评审批程序	
CXSS2000055	注射用卡瑞利珠单抗	优先审评审批程序	
CXSS2100031	注射用卡瑞利珠单抗	—	
CXSS2100032	注射用卡瑞利珠单抗	—	
CXHS1800029	注射用磷丙泊酚二钠	—	Me Too
CXHS1900022	注射用磷酸左奥硝唑酯二钠	优先审评审批程序	Me Too
JXSS2000008	注射用罗普司亭	—	

续表

受理号	药品通用名称	纳入加快上市程序	备注
CXSS1800010	注射用母牛分枝杆菌	优先审评审批程序	
JXHS2000093	注射用培美曲塞二钠	—	
JXHS2000094	注射用培美曲塞二钠	—	
JXHS2000115	注射用培美曲塞二钠	—	
JXHS2000116	注射用培美曲塞二钠	—	
JXHS2000122	注射用双羟萘酸曲普瑞林	—	
JXSS2100004	注射用司妥昔单抗	优先审评审批程序	
JXSS2100005	注射用司妥昔单抗	优先审评审批程序	
CXSS1900040	注射用泰它西普	附条件批准程序、优先审评审批程序	First in Class
CXHS1300287	注射用头孢哌酮钠他唑巴坦钠	—	Me Too
CXHS1300288	注射用头孢哌酮钠他唑巴坦钠	—	Me Too
CXHS1900005	注射用头孢噻肟钠他唑巴坦钠	—	
CXHS1900006	注射用头孢噻肟钠他唑巴坦钠	—	
JXSS2000018	注射用维布妥昔单抗	—	
CXSS2000044	注射用维迪西妥单抗	附条件批准程序、优先审评审批程序	
CXSS2101011	注射用维迪西妥单抗	突破性治疗药物程序、附条件批准程序、优先审评审批程序	
JXSS1900003	注射用维拉苷酶 α	—	
JXHS2000160	注射用盐酸吉西他滨	—	
JXHS2000161	注射用盐酸吉西他滨	—	
CXSS2000004	注射用英夫利西单抗	—	
CXSS2000020	注射用英夫利西单抗	—	

续表

受理号	药品通用名称	纳入加快上市程序	备注
CXSS2000035	注射用重组人促卵泡激素	—	
CXSS1900042	注射用重组人凝血因子Ⅷ	优先审评审批程序	
CXSS1900043	注射用重组人凝血因子Ⅷ	优先审评审批程序	
JXSS1900051	注射用重组人凝血因子Ⅷ	优先审评审批程序	
JXSS1900052	注射用重组人凝血因子Ⅷ	优先审评审批程序	
CXSS1900006	注射用重组人绒促性素	—	
CXSS2100001	注射用重组人生长激素	优先审评审批程序	
CXSS2100002	注射用重组人生长激素	优先审评审批程序	
CXSS2100003	注射用重组人生长激素	优先审评审批程序	
CXSS2100004	注射用重组人生长激素	优先审评审批程序	
CXSS2100005	注射用重组人生长激素	优先审评审批程序	
CXSS2100006	注射用重组人生长激素	优先审评审批程序	
CXHS1900018	注射用紫杉醇聚合物胶束	—	
CXHS1700029	注射用左亚叶酸钠	优先审评审批程序	
CXHS1700030	注射用左亚叶酸钠	—	
CXHS1800018	左奥硝唑氯化钠注射液	—	
—	清肺排毒颗粒	特别审批程序	
—	化湿败毒颗粒	特别审批程序	
—	宣肺败毒颗粒	特别审批程序	
—	新型冠状病毒灭活疫苗（Vero 细胞）	附条件批准程序、特别审批程序	
—	新型冠状病毒灭活疫苗（Vero 细胞）	附条件批准程序、特别审批程序	
—	重组新型冠状病毒疫苗（5 型腺病毒载体）	附条件批准程序、特别审批程序	

续表

受理号	药品通用名称	纳入加快上市程序	备注
—	新型冠状病毒灭活疫苗（Vero 细胞）	附条件批准程序、特别审批程序	
—	新型冠状病毒灭活疫苗（Vero 细胞）	附条件批准程序、特别审批程序	
—	安巴韦单抗注射液	附条件批准程序（其中青少年人群为附条件批准）、特别审批程序	First in Class
—	罗米司韦单抗注射液	附条件批准程序（其中青少年人群为附条件批准）、特别审批程序	First in Class

注：该附件按受理号进行统计，新冠病毒疫苗、新冠病毒治疗药物受理号不对外公开。

附件 2 2021 年药审中心建议批准的境外生产原研药

序号	药品通用名称	获批时的适应症简述	药品上市许可持有人	药品类型
1	阿伐替尼片	PDGFRA 外显子 18 突变的晚期胃肠道间质瘤	Blueprint Medicines Corporation	化学药
2	阿普米司特片	银屑病	Amgen Inc.	化学药
3	阿替利珠单抗注射液	联合培美曲塞铂类，用于晚期初治非鳞非小细胞肺癌	Roche Registration GmbH	生物制品
4	氨吡啶缓释片	改善多发性硬化合并步行障碍的成年患者的步行能力	Biogen Netherlands B.V.	化学药
5	奥法妥木单抗注射液	成人复发型多发性硬化	Novartis Pharmaceuticals Corporation	生物制品
6	奥拉帕利片	gBRCA 突变晚期趋势抵抗前列腺癌	AstraZeneca AB	化学药
7	奥妥珠单抗注射液	联合化疗，用于初治的 Ⅱ 期伴有巨大肿块、Ⅲ 期或 Ⅳ 期滤泡性淋巴瘤成人患者	Roche Pharma（Schweiz）AG	生物制品
8	比索洛尔氨氯地平片	原发性高血压	Merck Kft	化学药
9	吡仑帕奈片	4 岁及以上癫痫部分性发作患者的加用治疗	Eisai GmbH	化学药
10	泊沙康唑注射液	预防侵袭性曲霉菌和念珠菌感染	Merck Sharp & Dohme Ltd	化学药
11	布罗索尤单抗注射液	成人和 1 岁及以上儿童患者的 X 连锁低磷血症（XLH）。肿瘤相关骨软化症	Kyowa Kirin Co., Ltd.	生物制品
12	醋酸艾替班特注射液	成人、青少年和 ≥ 2 岁儿童的遗传性血管性水肿急性发作	Shire Pharmaceuticals Ireland Limited	化学药
13	达雷妥尤单抗注射液（皮下注射）	联合硼替佐米、环磷酰胺和地塞米松，用于新诊断的原发性轻链型淀粉样变患者	Janssen–Cilag International NV	生物制品

续表

序号	药品通用名称	获批时的适应症简述	药品上市许可持有人	药品类型
14	达罗他胺片	趋势抵抗前列腺癌	Bayer HealthCare Pharmaceuticals Inc.	化学药
15	德谷胰岛素利拉鲁肽注射液	用于成人 2 型糖尿病患者	Novo Nordisk A/S	生物制品
16	达妥昔单抗 β 注射液	高危神经母细胞瘤	EUSA Pharma（Netherlands）B.V.	生物制品
17	丁苯那嗪片	治疗亨廷顿病相关的舞蹈症	Bausch Health US,LLC	化学药
18	度伐利尤单抗注射液	广泛期小细胞肺癌	AstraZeneca UK Limited	生物制品
19	多种微量元素注射液（Ⅲ）	满足患者静脉营养时对微量元素的基本和中等需要	Fresenius Kabi AB	化学药
20	非诺贝特酸胆碱缓释胶囊	重度高甘油三酯血症	ABBOTT LABORATORIES LIMITED	化学药
21	富马酸二甲酯肠溶胶囊	复发型多发性硬化成年患者	Biogen Netherlands B.V.	化学药
22	富马酸伏诺拉生片	反流性食管炎	Takeda Pharmaceutical Company Limited	化学药
23	富马酸吉瑞替尼片	用于携带 FMS 样酪氨酸激酶 3（FLT3）突变的复发性或难治性急性髓系白血病（AML）成人患者	Astellas Pharma Inc.	化学药
24	枸橼酸钠血滤置换液	作为采用局部枸橼酸盐抗凝的连续性肾脏替代治疗（CRRT）的置换液	Gambro Lundia AB	化学药
25	枸橼酸托法替布缓释片	用于中度至重度活动性类风湿关节炎成人患者	Pfizer Inc.	化学药
26	甲磺酸奥希替尼片	非小细胞肺癌辅助治疗后维持	AstraZeneca AB	化学药
27	拉米夫定多替拉韦片	作为完整治疗方案用于 HIV-1 感染成人患者	ViiV Healthcare B.V.	化学药

续表

序号	药品通用名称	获批时的适应症简述	药品上市许可持有人	药品类型
28	来特莫韦片	用于接受异基因造血干细胞移植的巨细胞病毒血清学阳性成人受者预防巨细胞病毒感染和巨细胞病毒病	Merck Sharp & Dohme B.V.	化学药
29	磷酸索尼德吉胶囊	晚期基底细胞癌	Sun Pharma Global FZE	化学药
30	硫酸艾沙康唑胶囊	侵袭性曲霉病，毛霉病感染	Basilea Pharmaceutica Deutschland GmbH	化学药
31	氯吡格雷阿司匹林片	用于已经同时使用氯吡格雷和阿司匹林的成人患者	Sanofi K.K.	化学药
32	玛巴洛沙韦片	12 周岁及以上单纯性甲型和乙型流感患者	Genentech, Inc.	化学药
33	美阿沙坦钾片	原发性高血压	Takeda Pharma A/S	化学药
34	美泊利珠单抗注射液	成人嗜酸性肉芽肿性多血管炎（EGPA）	GlaxoSmithKline LLC	生物制品
35	氢溴酸替格列汀片	成人 2 型糖尿病，单药以及与二甲双胍联合治疗	Mitsubishi Tanabe Pharma Corporation	化学药
36	瑞派替尼片	四线胃肠道间质瘤	Deciphera Pharmaceuticals, LLC	化学药
37	萨特利珠单抗注射液	≥ 12 岁青少年及成人视神经脊髓炎谱系疾病	F. Hoffmann–La Roche Ltd	生物制品
38	塞利尼索片	联合地塞米松，治疗既往对至少一种蛋白酶体抑制剂，一种免疫调节剂以及一种抗 CD38 单抗难治的复发或难治性多发性骨髓瘤成人患者	Karyopharm Therapeutics Inc.	化学药
39	司美格鲁肽注射液	成人 2 型糖尿病	诺和诺德制药有限公司	生物制品
40	盐酸羟考酮缓释片	用于治疗严重到需要长期持续、每天按时使用阿片类药物治疗且替代治疗不能充分缓解的疼痛	Purdue Pharma L.P.	化学药

序号	药品通用名称	获批时的适应症简述	药品上市许可持有人	药品类型
41	盐酸头孢卡品酯颗粒	浅表性皮肤感染，深层皮肤感染，淋巴管（结）炎，慢性脓皮病，咽喉炎，扁桃体炎，急性支气管炎，肺炎，膀胱炎，肾盂肾炎，中耳炎，鼻窦炎，猩红热	SHIONOGI & Co., LTD.	化学药
42	伊匹木单抗注射液	联合纳武利尤单抗，用于初治晚期非上皮样恶性胸膜间皮瘤	Bristol–Myers Squibb Pharma EEIG	生物制品
43	异麦芽糖酐铁注射液	用于治疗以下情况的缺铁：口服铁剂无效或无法口服补铁时，临床上需要快速补充铁时	Pharmacosmos A/S	化学药
44	茚达格莫吸入粉雾剂（Ⅰ）（Ⅱ）	成人哮喘	Novartis Pharma AG	化学药
45	茚达特罗莫米松吸入粉雾剂（Ⅰ）（Ⅱ）（Ⅲ）	成人和 12 岁以上青少年哮喘	Novartis Pharma AG	化学药
46	注射用 A 型肉毒毒素	成人中重度眉间纹	Hugel, Inc.	生物制品
47	注射用艾诺凝血素 α	血友病 B（先天性因子Ⅸ缺乏）	Bioverativ Therapeutics, Inc	生物制品
48	注射用奥加伊妥珠单抗	用于复发性或难治性前体 B 细胞急性淋巴细胞性白血病（ALL）成年患者	Wyeth Pharmaceuticals LLC	生物制品
49	注射用卡非佐米	与地塞米松联合适用于复发或难治性多发性骨髓瘤成人患者的三线治疗	Onyx Pharmaceuticals, Inc.	化学药
50	注射用罗普司亭	对其他治疗反应不佳的成人慢性免疫性血小板减少症（ITP）患者	Kyowa Kirin Co., Ltd.	化学药
51	注射用司妥昔单抗	用于多中心卡斯特曼病（MCD）成人患者	EUSA Pharma（Netherlands）B.V.	生物制品
52	注射用维拉苷酶 α	1 型戈谢病	Shire Pharmaceuticals Ireland Limited	生物制品

续表

序号	药品通用名称	获批时的适应症简述	药品上市许可持有人	药品类型
53	注射用重组人凝血因子Ⅷ	血友病 A（先天性因子Ⅷ缺乏）	Green Cross Corporation	生物制品
54	阿贝西利片 #	联合内分泌治疗，用于激素受体（HR）阳性、人表皮生长因子受体 2（HER2）阴性、淋巴结阳性，高复发风险且 Ki-67 ≥ 20% 的早期乳腺癌成人患者的辅助治疗	Eli Lilly Nederland B.V.	生物制品
55	阿达木单抗注射液 #	儿童克罗恩病	AbbVie Deutschland GmbH & Co. KG	生物制品
56	艾美赛珠单抗注射液 #	不存在凝血因子Ⅷ抑制物的重度 A 型血友病成人及儿童患者的常规预防治疗	Roche Pharma（Schweiz）AG	生物制品
57	贝伐珠单抗注射液 #	联合紫杉醇和顺铂，或联合紫杉醇和托泊替康，用于持续性、复发性或转移性宫颈癌患者 联合卡铂和紫杉醇，用于初次手术切除后的Ⅲ期或Ⅳ期上皮性卵巢癌、输卵管癌或原发性腹膜癌患者的一线治疗 联合阿替利珠单抗，用于既往未接受过全身系统性治疗的不可切除肝细胞癌患者	Roche Pharma（Schweiz）AG	生物制品
58	达格列净片 #	用于射血分数降低的心力衰竭成人患者	AstraZeneca AB	化学药
59	达雷妥尤单抗注射液 #	联合来那度胺和地塞米松，或联合硼替佐米和地塞米松，治疗既往至少接受过一线治疗的多发性骨髓瘤成年患者 联合来那度胺和地塞米松，或联合硼替佐米、美法仑和泼尼松，用于不适合自体干细胞移植的新诊断的多发性骨髓瘤成年患者	Janssen-Cilag International NV	生物制品
60	地塞米松玻璃体内植入剂 #	糖尿病性黄斑水肿	Allergan Pharmaceuticals Ireland	化学药

续表

序号	药品通用名称	获批时的适应症简述	药品上市许可持有人	药品类型
61	度普利尤单抗注射液#	特应性皮炎	Sanofi-aventis groupe	生物制品
62	二甲双胍维格列汀片（Ⅱ）#	用于成人 2 型糖尿病患者	Novartis Pharma Schweiz AG	化学药
63	二甲双胍维格列汀片（Ⅲ）#	用于成人 2 型糖尿病患者	Novartis Pharma Schweiz AG	化学药
64	拉莫三嗪分散片#	成人双相情感障碍	The Wellcome Foundation Limited	化学药
65	来那度胺胶囊#	联合利妥昔单抗，用于既往接受过治疗的滤泡性淋巴瘤（1–3a 级）成年患者	Celgene Europe BV	化学药
66	雷珠单抗注射液#	早产儿视网膜病变 中重度至重度增殖性糖尿病视网膜病变 中重度至重度非增殖性糖尿病视网膜病变	Novartis Pharma Schweiz AG	生物制品
67	利格列汀片#	联合胰岛素治疗(伴或不伴二甲双胍)，用于改善 2 型糖尿病患者的血糖控制	Boehringer Ingelheim International GmbH	化学药
68	纳武利尤单抗注射液#	联合含氟尿嘧啶和铂类药物化疗，用于一线治疗晚期或转移性胃癌、胃食管连接部癌或食管腺癌患者	Bristol-Myers Squibb Pharma EEIG	生物制品
69	帕博利珠单抗注射液#	用于 KRAS、NRAS 和 BRAF 基因均为野生型，不可切除或转移性高微卫星不稳定性（MSI–H）或错配修复基因缺陷型（dMMR）结直肠癌（CRC）患者的一线治疗； 联合铂类和氟尿嘧啶类化疗药物，用于局部晚期不可切除或转移性食管或胃食管结合部癌患者的一线治疗	Merck Sharp & Dohme Corp., a subsidiary of Merck & Co., Inc	生物制品
70	瑞舒伐他汀钙片#	降脂治疗的同时，可延缓成人患者的动脉粥样硬化进展	AstraZeneca UK limited	化学药
71	沙库巴曲缬沙坦钠片#	原发性高血压	Novartis Pharma Schweiz AG	化学药

续表

序号	药品通用名称	获批时的适应症简述	药品上市许可持有人	药品类型
72	碳酸司维拉姆片 #	慢性肾脏病成人患者的高磷血症	Genzyme Europe B.V.	化学药
73	注射用奥沙利铂 #	联合卡培他滨（XELOX），用于 II 期或 III 期胃腺癌患者根治切除术后的辅助化疗	Sanofi-Aventis France	生物制品
74	注射用恩美曲妥珠单抗 #	单药用于接受了紫杉烷类和曲妥珠单抗治疗的 HER2 阳性、不可切除局部晚期或转移性乳腺癌患者	Roche Pharma（Schweiz）AG	生物制品
75	注射用双羟萘酸曲普瑞林 #	子宫内膜异位症	IPSEN PHARMA	化学药
76	注射用维布妥昔单抗 #	既往接受过系统性治疗的原发性皮肤间变性大细胞淋巴瘤（pcALCL）或蕈样真菌病（MF）	Takeda Pharma A/S	生物制品
77	拉考沙胺片 *	4 岁及以上癫痫患者部分性发作的单药治疗和联合治疗	UCB Pharma SA	化学药
78	盐酸非索非那定片 *	成人和 12 岁以上青少年过敏性鼻炎、慢性特发性荨麻疹	SANOFI-AVENTIS FRANCE	化学药
79	盐酸决奈达隆片 *	用于有阵发性或持续性心房颤动病史的窦性心律患者	Sanofi-Aventis U.S., LLC	化学药
80	重组人促卵泡激素注射液 *	女性不育	LG Chem, Ltd.	生物制品

注：1. 该附件以品种进行统计，相关信息以 2021 年注册申请建议批准时的信息为准。

2. "#" 为新增适应症品种。

3. "*" 为国内已有仿制品种上市的境外生产原研药。不纳入 2021 年统计范围之内。

附件 3　2021 年临床急需境外新药审评审批情况

已批准品种					
序号	药品通用名称 （活性成分）	企业名称 （持证商）	首次批准国/地区	首次批准日期	适应症
1	依洛硫酸酯酶 α 注射液 （Elosulfase Alfa）	Biomarin Pharmaceutical Inc.	美国	2014/2/14	IVA 型黏多糖贮积症
2	司来帕格片 （Selexipag）	Actelion Pharmaceuticals Ltd	美国	2015/12/21	肺动脉高压
3	地舒单抗注射液 （Denosumab）	Amgen Europe B.V.	欧盟	2010/5/26	骨转移性实体瘤，骨癌，实体瘤，巨骨细胞瘤，多发性骨髓瘤，高钙血症，类风湿性关节炎，骨质疏松症
4	盐酸芬戈莫德胶囊 （Fingolimod HCl）	Novartis Pharmaceuticals Corp	美国	2010/9/21	多发性硬化症
5	司库奇尤单抗 注射液 （Secukinumab）	Novartis Pharma K.K.	日本	2014/12/26	银屑病，银屑病关节炎，强直性脊柱炎
6	依奇珠单抗注射液 （Ixekizumab）	ELI LILLY AND COMPANY	美国	2016/3/22	斑块状银屑病，银屑病关节炎，红皮病型银屑病，脓疱型银屑病，寻常型银屑病
7	诺西那生钠注射液 （Nusinersen）	BIOGEN IDECINC	美国	2016/12/23	脊髓性肌萎缩
8	古塞奇尤单抗 注射液 （Guselkumab）	JANSSENBIOTECH	美国	2017/7/13	红皮病型银屑病，斑块状银屑病，脓疱型银屑病，银屑病关节炎，寻常型银屑病

		已批准品种			
序号	药品通用名称（活性成分）	企业名称（持证商）	首次批准国/地区	首次批准日期	适应症
9	重组带状疱疹疫苗（CHO 细胞）（Zoster Vaccine Recombinant）	GlaxoSmithKline Biologicals Rue de	美国	2017/10/20	用于 50 岁及以上成人预防带状疱疹
10	来迪派韦索磷布韦片（Ledipasvir And Sofosbuvir）	Gilead Sciences Inc	美国	2014/10/10	丙肝
11	索磷维伏片（Sofosbuvir; Velpatasvir; Voxilaprevir）	Gilead Sciences Inc	美国	2017/7/18	丙肝
12	盐酸阿来替尼胶囊（Alectinib Hydrochloride）	Chugai Pharmaceutical Co., Ltd.	日本	2014/7/4	间变性淋巴瘤激酶（ALK）阳性非小细胞肺癌，非小细胞肺癌
13	帕博利珠单抗注射液（Pembrolizumab）	Merck Sharp & Dohme Corp.	美国	2014/9/4	晚期黑色素瘤，转移性黑色素瘤，非小细胞肺癌，头颈癌，黑色素瘤
14	奥拉帕利片（Olaparib）	AstraZeneca AB	欧盟	2014/12/16	晚期卵巢癌，原发性腹膜癌，输卵管癌，上皮性卵巢癌，BRCA 突变的晚期卵巢癌
15	依洛尤单抗注射液（Evolocumab）	Amgen Europe B.V.	欧盟	2015/7/15	高胆固醇血症
16	依库珠单抗注射液（Eculizumab）	欧盟：Alexion Europe SAS；美国：Alexion	欧盟美国	2007/6/20	阵发性睡眠性血红蛋白尿症，非典型溶血尿毒综合征
17	特立氟胺片（Teriflunomide）	sanofi-aventis recherche & developpement	美国	2012/9/12	多发性硬化症

续表

已批准品种					
序号	药品通用名称（活性成分）	企业名称（持证商）	首次批准国/地区	首次批准日期	适应症
18	哌柏西利胶囊（Palbociclib）	Pfizer Inc	美国	2015/2/3	乳腺癌
19	艾考恩丙替片（Elvitegravir, Cobicistat, Emtricitabine,And Tenofovir Alafenamide）	Gilead Sciences Inc	美国	2015/11/5	艾滋病
20	注射用阿加糖酶 β（Agalsidase Beta）	Genzyme Europe B.V.	欧盟	2001/3/8	法布雷病
21	阿帕他胺片（apalutamide）	Janssen Biotech, Inc.	美国	2018/2/14	非转移性去势抵抗性前列腺癌
22	格卡瑞韦哌仑他韦片（Glecaprevir/Pibrentasvir）	AbbVie Deutschland GmbH Co. KG	欧盟	2017/7/26	丙肝
23	比克恩丙诺片（bictegravi, emtricitabin,and tenofovir alafenamide）	Gilead Sciences, Inc	美国	2018/2/7	艾滋病
24	波生坦分散片（Bosentan）	Janssen–Cilag International N V	欧盟	2009/6/3	肺动脉高压
25	依达拉奉注射液（Edaravone）	Mitsubishi Tanabe Pharma Corporation	日本	2015/6/1	肌萎缩侧索硬化
26	乌司奴单抗注射液（Ustekinumab）	Janssen Biotech, Inc.	美国	2016/9/23	克罗恩病
27	布罗利尤单抗注射液（Brodalumab）	Kyowa Hakko Kirin Co., Ltd.	日本	2016/7/4	寻常型银屑病，银屑病关节炎，红皮病型银屑病，脓疱型银屑病，斑块状银屑病

续表

序号	药品通用名称（活性成分）	企业名称（持证商）	首次批准国/地区	首次批准日期	适应症
		已批准品种			
28	注射用维得利珠单抗（Vedolizumab）	Takeda Pharmaceuticals U.S.A., Inc.	美国	2014/5/20	溃疡性结肠炎，克罗恩病
29	氯苯唑酸葡胺软胶囊（Tafamidis）	Pfizer Ltd	欧盟	2011/11/16	转甲状腺素蛋白家族性淀粉样多发性神经病，甲状腺素运载蛋白淀粉样变性
30	氘丁苯那嗪片（Deutetrabenazine）	TEVABRANDEDPHARM	美国	2017/4/3	迟发性运动障碍，亨廷顿氏舞蹈症
31	塞奈吉明滴眼液（Recombinant Human Nerve Growth Factor）	Dompe farmaceutici s.p.a.	欧盟	2017/7/6	角膜炎
32	注射用拉罗尼酶浓溶液（Laronidase）	BIOMARIN PHARMACEUTICAL INC.	美国	2003/4/30	黏多糖贮积症Ⅰ型
33	阿加糖酶α注射用浓溶液（Agalsidase alfa）	Shire Human Genetic Therapies AB	欧盟	2001/3/8	法布雷病
34	枸橼酸西地那非片（Sildenafil Citrate）	Pfizer Inc.	美国	2009/11/18	肺动脉高压
35	环硅酸锆钠散（sodium zirconium cyclosilicate）	AstraZeneca AB	欧盟	2018/3/22	高钾血症的成年患者的治疗
36	阿达木单抗注射液（adalimumab）	AbbVie Deutschland GmbH Co. KG	欧盟	2016/6/24	非感染性中间葡萄膜炎、后葡萄膜炎和全葡萄膜炎
37	度普利尤单抗注射液（Dupilumab）	Regeneron Pharmaceuticals, Inc.	美国	2017/3/28	中至重度特应性皮炎
38	克立硼罗软膏（crisaborole）	Anacor Pharmaceuticals, Inc.	美国	2016/12/14	2岁及以上轻度至中度特应性皮炎

续表

序号	药品通用名称 （活性成分）	企业名称 （持证商）	首次批准国/地区	首次批准日期	适应症
		已批准品种			
39	布罗索尤单抗注射液 （Burosumab）	Kyowa Kirin Limited	欧盟	2018/2/19	X 连锁低磷佝偻病
40	富马酸吉瑞替尼片 （Gilteritinib fumarate）	Astellas Pharma Inc.	日本	2018/9/21	用于治疗 FLT3 突变阳性的复发或难治性急性髓细胞白血病
41	醋酸艾替班特 注射液 （Icatibant）	Shire Orphan Therapies GmbH	欧盟	2008/7/11	遗传性血管性水肿
42	富马酸二甲酯肠 溶胶囊 （dimethyl fumarate）	Biogen Idec, Inc.	美国	2013/3/27	多发性硬化
43	玛巴洛沙韦片 （Baloxavir marboxil）	（日本）Shionogi & Co., Ltd. 盐野义制药	日本	2018/2/23	治疗甲型和乙型流感
44	注射用维拉苷酶 α （Velaglucerase Alfa）	Shire Human Genetic Therapies Inc	美国	2010/2/26	戈谢病
45	氨吡啶缓释片 （Dalfampridine）	Acorda Therapeutics Inc	美国	2010/1/22	多发性硬化症
46	丁苯那嗪片 （Tetrabenazine）	Prestwick	美国	2008/8/15	亨廷顿氏舞蹈症
47	磷酸索立德吉胶囊 （Sonidegib）	NovartisPharmaceuticalsCorp	美国	2015/7/24	基底细胞癌
48	达妥昔单抗 β 注射液 （Dinutuximab）	United Therapeutics Corporation	美国	2015/3/10	神经母细胞瘤
49	阿普米司特片 （Apremilast）	Celgene Corp	美国	2014/3/21	银屑病关节炎，银屑病
50	注射用艾诺 凝血素 α （Coagulation Factor IX Recombinant, Fc Fusion Protein）	Bioverativ Therapeutics Inc	美国	2014/3/28	乙型血友病

续表

	已批准品种				
序号	药品通用名称（活性成分）	企业名称（持证商）	首次批准国/地区	首次批准日期	适应症
51	注射用司妥昔单抗（Siltuximab）	Janssen Biotech, Inc.	美国	2014/4/23	多中心卡斯特莱曼病

	在审评品种				
序号	境外药品名称（活性成分）	企业名称（持证商）	首次批准国/地区	首次批准日期	境外获批适应症
52	Careload LA (Beraprost sodium)	東レ株式会社	日本	2007/10/19	肺动脉高压
53	Tibsovo（ivosidenib）	Agios Pharmaceuticals, Inc.	美国	2018/7/20	急性髓系白血病
54	Verkazia（ciclosporin）	Santen OY	欧盟	2018/7/6	4岁以上儿童及青少年严重性春季角膜结膜炎（VKC）

	待申报品种				
序号	境外药品名称（活性成分）	企业名称（持证商）	首次批准国/地区	首次批准日期	境外获批适应症
55	Canakinumab	Novartis Pharmaceuticals Corporation	美国	2009/6/17	系统性幼年特发性关节炎，冷吡啉相关的周期性综合征，高免疫球蛋白D综合征，家族性地中海热，肿瘤坏死因子受体相关周期性综合症，关节炎
56	Enasidenib mesylate	CELGENECORP	美国	2017/8/1	急性骨髓性白血病
57	Olaratumab	礼来	美国	2016/10/19	软组织肉瘤
58	Luxturna Voretigene Neparvovec	Spark Therapeutics, Inc.	美国	2017/12/19	双等位RPE65突变相关的视网膜营养不良

续表

待申报品种					
序号	境外药品名称 （活性成分）	企业名称 （持证商）	首次批准国/地区	首次批准日期	境外获批适应症
59	Biopten Granules 10%，2.5% （sapropterin hydrochloride）	Daiichi Sankyo Co., Ltd.	日本	2013/8/20	1. 降低因二氢蝶啶合成酶和二氢蝶啶还原酶缺乏导致的高苯丙氨酸血症患者的血清苯丙氨酸水平（a 型高苯丙氨酸血症） 2. 降低四氢蝶啶反应性高苯丙氨酸血症患者的血清苯丙氨酸水平（BH4 反应性高苯丙氨酸血症）
60	NORDITROPIN （somatropin） injection,	NOVO NORDISK INC	美国	1.Noonan 适应症于 2007 年批准 2.Prader–Willi 适应症于 2018 年批准	1.Noonan 综合症 2.Prader–Willi 综合症
61	Increlex （Mecasermin [rDNA origin]） Injection	IPSEN INC	美国	2005/8/30	儿童严重原发性胰岛素样因子 1 缺乏，生长激素受体基因缺陷，体内出现生长激素中和抗体导致的生长不足的患儿
62	Elaprase （Indursulfase） Injection	Shire Human Genetic Therapies, Inc.	美国	2006/7/24	黏多糖贮积症 II 型
63	Galafold（Migalastat hydrochloride）	Amicus Therapeutics UK Ltd	欧盟	2016/5/25	法布雷病

续表

待申报品种				
序号	境外药品名称（活性成分）	企业名称（持证商）	首次批准国/地区	首次批准日期	境外获批适应症
64	Lysodren（mitotane）	HRA Pharma	美国	1970/7/8	肾上腺皮质癌
65	Ruconest（Recombinant human C1-inhibitor）	Pharming Group N.V.	欧盟	2010/10/28	遗传性血管性水肿
66	Lemtrada（Alemtuzumab）	Sanofi Belgium	欧盟	2013/9/12	多发性硬化
67	Vigadrone（vigabatrin）	Lundbeck Inc.	美国	2009/8/21	1个月到2岁婴儿的婴儿痉挛症（IS）；与其他疗法一起用于治疗10岁及以上成年人和儿童的顽固性复合部分发作性癫痫（CPS）
68	Ponatinib	Ariad Pharmaceuticals Inc	美国	2012/12/14	慢性髓细胞性白血病，急性淋巴细胞白血病，白血病
69	Eliglustat	Genzyme Corp	美国	2014/8/19	戈谢病
70	Vismodegib	Genentech Inc	美国	2012/1/30	基底细胞癌
71	Ecallantide	Dyax Corp.	美国	2009/12/1	遗传性血管性水肿
72	Taliglucerase Alfa	Pfizer Inc	美国	2012/5/10	戈谢病
73	Mipomersen Sodium	Genzyme Corp	美国	2013/1/29	纯合子家族性高胆固醇血症
74	Dinutuximab Beta	EUSA Pharma（UK）Limited	欧盟	2017/5/8	神经母细胞瘤
75	Vorapaxar	Merck Sharp And Dohme Corp	美国	2014/5/8	心肌梗塞，周边动脉血管疾病，血栓性心血管病

续表

	待申报品种				
序号	境外药品名称（活性成分）	企业名称（持证商）	首次批准国/地区	首次批准日期	境外获批适应症
76	Rilonacept	Regeneron	美国	2008/2/27	冷吡啉相关的周期性综合征，穆-韦二氏综合征，家族性寒冷型自身炎症综合征，家族性乳糜微粒血症
77	Lomitapide	Aegerion Pharmaceuticals Inc	美国	2012/12/21	纯合子家族性高胆固醇血症，高胆固醇血症
78	Vestronidase Alfa-Vjbk	ULTRAGENYX PHARMINC	美国	2017/11/15	Ⅶ型黏多糖贮积症
79	Vernakalant Hydrochloride	Cardiome UK Limited	欧盟	2010/9/1	心房颤
80	Cablivi（Caplacizumab）	Ablynx NV	欧盟	2018/9/3	获得性血栓性血小板减少性紫癜（aTTP）
81	Brineura（cerliponase alfa）Injection	BioMarin Pharmaceutical Inc.	美国	2017/4/27	晚发婴儿型神经元蜡样脂褐质沉积症（CLN2）

注：相关信息以国家药品监督管理局、国家卫生健康委员会根据《临床急需境外新药审评审批工作程序》遴选出的临床急需境外新药名单（共三批）为准。

附件 4　2021 年药审中心建议批准的创新药

序号	药品名称	获批时的适应症简述	药品上市许可持有人	药品类型	适应症类型
1	环泊酚注射液	全身麻醉诱导	辽宁海思科制药有限公司	化学药	镇痛药及麻醉科用药
2	新型冠状病毒灭活疫苗（Vero 细胞）	预防新型冠状病毒（SARS-CoV-2）感染所致的疾病（COVID-19）	北京科兴中维生物技术有限公司	生物制品	预防性疫苗
3	优替德隆注射液	联合卡培他滨，适用于既往接受过至少一种化疗方案的复发或转移性乳腺癌患者	成都华昊中天药业有限公司	化学药	抗肿瘤药物
4	甲磺酸伏美替尼片	用于既往经表皮生长因子受体（EGFR）酪氨酸激酶抑制剂（TKI）治疗时或治疗后出现疾病进展，并且经检测确认存在 EGFR T790M 突变阳性的局部晚期或转移性非小细胞性肺癌（NSCLC）成人患者	上海艾力斯医药科技股份有限公司	化学药	抗肿瘤药物
5	重组新型冠状病毒疫苗（5 型腺病毒载体）	预防由新型冠状病毒（SARS-CoV-2）感染引起的疾病（COVID-19）	康希诺生物股份公司	生物制品	预防性疫苗
6	新型冠状病毒灭活疫苗（Vero 细胞）	预防由新型冠状病毒（SARS-CoV-2）感染引起的疾病（COVID-19）	武汉生物制品研究所有限责任公司	生物制品	预防性疫苗
7	注射用泰它西普	联合常规治疗，用于在常规治疗基础上仍具有高疾病活动的活动性、自身抗体阳性的系统性红斑狼疮（SLE）成年患者	荣昌生物制药（烟台）股份有限公司	生物制品	风湿性疾病及免疫药物
8	普拉替尼胶囊	用于既往接受过含铂化疗的转染重排（RET）基因融合阳性的局部晚期或转移性非小细胞肺癌（NSCLC）成人患者	Blueprint Medicines Corporation	化学药	抗肿瘤药物

续表

序号	药品名称	获批时的适应症简述	药品上市许可持有人	药品类型	适应症类型
9	帕米帕利胶囊	用于既往经过二线及以上化疗的伴有胚系 BRCA（gBRCA）突变的复发性晚期卵巢癌、输卵管癌或原发性腹膜癌患者	百济神州（苏州）生物科技有限公司	化学药	抗肿瘤药物
10	注射用磷丙泊酚二钠	成人全身麻醉的诱导	宜昌人福药业有限责任公司	化学药	镇痛药及麻醉科用药
11	注射用磷酸左奥硝唑酯二钠	治疗肠道和肝脏严重的阿米巴病治疗奥硝唑敏感厌氧菌引起的手术后感染预防外科手术导致的敏感厌氧菌感染	扬子江药业集团江苏紫龙药业有限公司	化学药	抗感染药物
12	康替唑胺片	由对该品种敏感的金黄色葡萄球菌（甲氧西林敏感和耐药的菌株）、化脓性链球菌或无乳链球菌引起的复杂性皮肤和软组织感染	上海盟科药业有限公司	化学药	抗感染药物
13	甲苯磺酸多纳非尼片	用于既往未接受过全身系统性治疗的不可切除肝细胞癌患者	苏州泽璟生物制药股份有限公司	化学药	抗肿瘤药物
14	注射用维迪西妥单抗	用于至少接受过 2 个系统化疗的 HER2 过表达局部晚期或转移性胃癌（包括胃食管结合部腺癌）的患者	荣昌生物制药（烟台）股份有限公司	生物制品	抗肿瘤药物
15	利司扑兰口服溶液用散	2 月龄及以上患者的脊髓性肌萎缩症	F. Hoffmann–La Roche Ltd.	化学药	神经系统疾病药物
16	海曲泊帕乙醇胺片	用于既往对标准治疗反应不佳的慢性原发免疫性血小板减少症（ITP）成人患者，对免疫抑制治疗（IST）疗效不佳的重型再生障碍性贫血（SAA）成人患者	江苏恒瑞医药股份有限公司	化学药	血液系统疾病
17	苹果酸奈诺沙星氯化钠注射液	由敏感菌导致的成人社区获得性肺炎	浙江医药股份有限公司新昌制药厂	化学药	抗感染药物

续表

序号	药品名称	获批时的适应症简述	药品上市许可持有人	药品类型	适应症类型
18	赛沃替尼片	MET 第 14 外显子跳跃突变的晚期非小细胞肺癌	和记黄埔医药（上海）有限公司	化学药	抗肿瘤药物
19	艾米替诺福韦片	慢性乙型肝炎成人患者	江苏豪森药业集团有限公司	化学药	抗感染药物
20	海博麦布片	原发性（杂合子家族性或非家族性）高胆固醇血症	浙江海正药业股份有限公司	化学药	循环系统疾病药物
21	艾诺韦林片	与核苷类抗逆转录病毒药物联用，治疗成人 HIV-1 感染初治患者	江苏艾迪药业股份有限公司	化学药	抗感染药物
22	阿兹夫定片	与核苷逆转录酶抑制剂及非核苷逆转录酶抑制剂联用，治疗高病毒载量的成年 HIV-1 感染患者	河南真实生物科技有限公司	化学药	抗感染药物
23	派安普利单抗注射液	用于至少经过二线系统化疗的复发或难治性经典型霍奇金淋巴瘤成人患者	正大天晴康方（上海）生物医药科技有限公司	生物制品	抗肿瘤药物
24	瑞基奥仑赛注射液	经过二线或以上系统性治疗后成人患者的复发或难治性大 B 细胞淋巴瘤	上海药明巨诺生物科技有限公司	生物制品	抗肿瘤药物
25	赛帕利单抗注射液	用于至少经过二线系统化疗的复发或难治性经典型霍奇金淋巴瘤成人患者	广州誉衡生物科技有限公司	生物制品	抗肿瘤药物
26	益气通窍丸	益气固表，散风通窍。用于季节性过敏性鼻炎中医辨证属肺脾气虚证	天津东方华康医药科技发展有限公司	中药	五官
27	益肾养心安神片	益肾、养心、安神。用于失眠症中医辨证属心血亏虚、肾精不足证	石家庄以岭药业股份有限公司	中药	精神神经
28	西格列他钠片	单药治疗用于改善成人 2 型糖尿病患者的血糖控制	成都微芯药业有限公司	化学药	内分泌系统药物

续表

序号	药品名称	获批时的适应症简述	药品上市许可持有人	药品类型	适应症类型
29	恩沃利单抗注射液	用于不可切除或转移性微卫星高度不稳定（MSI-H）或错配修复基因缺陷型（dMMR）的成人晚期实体瘤患者	四川思路康瑞药业有限公司	生物制品	抗肿瘤药物
30	奥雷巴替尼片	任何酪氨酸激酶抑制剂耐药，并伴有 T315I 突变的慢性髓细胞白血病慢性期或加速期的成年患者	广州顺健生物医药科技有限公司	化学药	抗肿瘤药物
31	银翘清热片	辛凉解表，清热解毒。用于外感风热型普通感冒	江苏康缘药业股份有限公司	中药	呼吸
32	玄七健骨片	活血舒筋，通脉止痛，补肾健骨。用于轻中度膝骨关节炎中医辨证属筋脉瘀滞证的症状改善	湖南方盛制药股份有限公司	中药	骨科
33	芪蛭益肾胶囊	益气养阴，化瘀通络。用于早期糖尿病肾病气阴两虚证	山东凤凰制药股份有限公司	中药	肾脏病
34	坤心宁颗粒	温阳养阴，益肾平肝。用于女性更年期综合征中医辨证属肾阴阳两虚证	天士力医药集团股份有限公司	中药	妇科
35	注射用甲苯磺酸奥马环素	社区获得性细菌性肺炎、急性细菌性皮肤和皮肤结构感染	再鼎医药（上海）有限公司	化学药	抗感染药物
36	甲苯磺酸奥马环素片	社区获得性细菌性肺炎、急性细菌性皮肤和皮肤结构感染	再鼎医药（上海）有限公司	化学药	抗感染药物
37	虎贞清风胶囊	清热利湿，化瘀利浊，滋补肝肾。用于轻中度急性痛风性关节炎中医辨证属湿热蕴结证	一力制药股份有限公司	中药	骨科
38	解郁除烦胶囊	解郁化痰，清热除烦。适用于轻、中度抑郁症中医辨证属气郁痰阻、郁火内扰证	石家庄以岭药业股份有限公司	中药	精神神经
39	舒格利单抗注射液	联合培美曲塞和卡铂，用于表皮生长因子受体（EGFR）基因突变阴性和间变性淋巴瘤激酶（ALK）阴性的转移性非鳞状非小细胞肺癌（NSCLC）患者。联合紫杉醇和卡铂，用于转移性鳞状非小细胞肺癌（NSCLC）患者	基石药业（苏州）有限公司	生物制品	抗肿瘤药物

续表

序号	药品名称	获批时的适应症简述	药品上市许可持有人	药品类型	适应症类型
40	安巴韦单抗注射液	联合罗米司韦单抗注射液，用于轻型和普通型且伴有进展为重型高风险因素的成人和青少年 COVID-19 患者	腾盛华创医药技术（北京）有限公司	生物制品	抗感染药物
41	罗米司韦单抗注射液	联合安巴韦单抗注射液，用于轻型和普通型且伴有进展为重型高风险因素的成人和青少年 COVID-19 患者	腾盛华创医药技术（北京）有限公司	生物制品	抗感染药物
42	枸橼酸爱地那非片	男性勃起功能障碍	悦康药业集团股份有限公司	化学药	生殖系统疾病药物
43	淫羊藿素	—	山东珅诺基药业有限公司	中药	—
44	淫羊藿素软胶囊	不适合或患者拒绝接受标准治疗且既往未接受过全身系统性治疗的、不可切除的肝细胞癌	山东珅诺基药业有限公司	中药	肿瘤
45	七蕊胃舒胶囊	活血化瘀，燥湿止痛。用于轻中度慢性非萎缩性胃炎伴糜烂湿热瘀阻证所致的胃脘疼痛	健民药业集团股份有限公司	中药	消化
46	脯氨酸恒格列净片	单药与二甲双胍联合用于改善成人 2 型糖尿病患者的血糖控制	江苏恒瑞医药股份有限公司	化学药	内分泌系统药物
47	羟乙磺酸达尔西利片	联合氟维司群，用于激素受体（HR）阳性、人表皮生长因子受体 2（HER2）阴性的经内分泌治疗后进展的复发或转移性乳腺癌	江苏恒瑞医药股份有限公司	化学药	抗肿瘤药物

附件 5　2021 年药审中心批准的一致性评价品种

序号	药品名称	规格	企业数量
1	阿德福韦酯胶囊	10mg	1
2	阿德福韦酯片	10mg	2
3	阿法骨化醇软胶囊	0.25μg	3
		0.5μg	1
4	阿立哌唑胶囊	5mg	1
5	阿立哌唑片	5mg	1
		10mg	1
6	阿莫西林分散片	0.25g	1
		0.5g	1
7	阿莫西林干混悬剂	0.25g（以 $C_{16}H_{19}N_3O_5S$ 计）	2
8	阿莫西林胶囊	0.25g（以 $C_{16}H_{19}N_3O_5S$ 计）	18
		0.125g（以 $C_{16}H_{19}N_3O_5S$ 计）	1
		0.5g	3
9	阿莫西林颗粒	0.25g（以 $C_{16}H_{19}N_3O_5S$ 计）	2
		0.125g（以 $C_{16}H_{19}N_3O_5S$ 计）	2
10	阿莫西林克拉维酸钾片	0.375g（$C_{16}H_{19}N_3O_5S$ 0.25g 与 $C_8H_9NO_5$ 0.125g）	1
		1.0g（$C_{16}H_{19}N_3O_5S$ 0.875g 与 $C_8H_9NO_5$ 0.125g）	1
11	阿莫西林片	按 $C_{16}H_{19}N_3O_5S$ 计 0.25g	1
12	阿奇霉素胶囊	0.25g	1
13	阿奇霉素颗粒	0.1g	1
14	阿奇霉素片	0.25g	3
15	阿司匹林肠溶片	100mg	1
16	阿维 A 胶囊	10mg	1
17	艾司唑仑片	1mg	3

续表

序号	药品名称	规格	企业数量
18	氨茶碱注射液	按 $C_2H_8N_2$（$C_7H_8N_4O_2$）$_2$·$2H_2O$ 计 10ml：0.25g	2
19	氨甲环酸注射液	5ml：0.25g	3
		5ml：0.5g	1
20	奥美拉唑肠溶胶囊	20mg	2
21	奥美拉唑肠溶片	20mg	1
22	奥美拉唑碳酸氢钠胶囊	每粒含奥美拉唑 20mg 与碳酸氢钠 1100mg	1
23	奥硝唑分散片	0.25g	1
24	奥硝唑胶囊	0.25g	1
25	奥硝唑片	0.5g	3
		0.25g	1
26	奥硝唑注射液	3ml：0.5g	2
		6ml：1.0g	2
27	苯磺顺阿曲库铵注射液	5ml：10mg（按 $C_{53}H_{72}N_2O_{12}$ 计）	1
28	苯磺酸氨氯地平分散片	5mg（按 $C_{20}H_{25}ClN_2O_5$ 计）	1
29	苯磺酸氨氯地平片	5mg（按氨氯地平计）	9
		10mg（按氨氯地平计）	1
		按 $C_{20}H_{25}ClN_2O_5$ 计 2.5mg	1
30	苯磺酸左氨氯地平片	按左氨氯地平计 2.5mg	4
		5mg（以左氨氯地平计）	1
31	苯妥英钠片	50mg	1
		100mg	1
32	比卡鲁胺胶囊	50mg	1
33	比卡鲁胺片	50mg	1
34	吡拉西坦片	0.4g	1
35	吡嗪酰胺片	0.25g	2
		0.5g	2

续表

序号	药品名称	规格	企业数量
36	别嘌醇片	0.1g	1
37	丙氨酰谷氨酰胺注射液	50ml：10g	1
		100ml：20g	1
38	丙泊酚乳状注射液	20ml：0.2g	3
		10ml：0.1g	2
		50ml：0.5g	2
39	唑来膦酸注射液	5ml：4mg（按 $C_5H_{10}N_2O_7P_2$ 计）	2
		100ml：5mg（以 $C_5H_{10}N_2O_7P_2$ 计）	2
40	佐匹克隆片	7.5mg	2
		3.75mg	1
41	丙泊酚中 / 长链脂肪乳注射液	10ml：0.1g	2
		20ml：0.2g	2
		50ml：0.5g	2
		100ml：1.0g	2
42	左卡尼汀注射液	5ml：1g	1
43	丙戊酸钠片	0.2g	1
44	玻璃酸钠注射液	2.5ml：25mg	3
45	布洛芬缓释胶囊	0.3g	5
46	布洛芬颗粒	0.1g	1
47	布洛芬片	0.2g	1
		0.1g	1
48	草酸艾司西酞普兰片	5mg	1
		10mg	1
49	醋酸阿托西班注射液	0.9ml：6.75mg（以阿托西班计）	1
		5ml：37.5mg（以阿托西班计）	1

序号	药品名称	规格	企业数量
50	醋酸奥曲肽注射液	1ml：0.05mg（以 $C_{49}H_{66}N_{10}O_{10}S_2$ 计）	1
		1ml：0.1mg（以 $C_{49}H_{66}N_{10}O_{10}S_2$ 计）	3
		1ml：0.3mg（以 $C_{49}H_{66}N_{10}O_{10}S_2$ 计）	1
		1ml：0.2mg（按 $C_{49}H_{66}N_{10}O_{10}S_2$ 计）	1
51	醋酸地塞米松片	0.75mg	1
52	达沙替尼片	50mg	1
		20mg	1
53	单硝酸异山梨酯缓释片	40mg	2
54	单硝酸异山梨酯片	10mg	1
		20mg	2
55	地氯雷他定分散片	5mg	1
56	地氯雷他定干混悬剂	0.5g：2.5mg	1
		1g：5mg	1
57	地氯雷他定片	5mg	1
58	碘佛醇注射液	50ml：33.9g（每 1ml 含碘 320mg）	1
59	碘海醇注射液	50ml：15g（Ⅰ）	1
		100ml：35g（Ⅰ）	2
		50ml：17.5g（Ⅰ）	1
		100ml：30g（Ⅰ）	2
60	碘克沙醇注射液	100ml：65.2g（100ml：32g Ⅰ）	1
		100ml：32g（Ⅰ）	2
		100ml：55g（100ml：27g Ⅰ）	1
		50ml：16g（Ⅰ）	1
61	对乙酰氨基酚片	0.3g	1
		0.5g	4
62	紫杉醇注射液	5ml：30mg	2
		16.7ml：100mg	1

续表

序号	药品名称	规格	企业数量
63	多潘立酮片	10mg	3
64	多索茶碱注射液	20ml：0.3g	3
		10ml：0.1g	7
		10ml：0.2g	3
		0.2g/20ml	1
65	多西他赛注射液	1ml：20mg	6
		4ml：80mg	2
		多西他赛注射液：0.5ml：20mg，多西他赛注射液专用溶剂：1.5ml	1
		1ml：40mg	1
		多西他赛注射液：0.5ml：20mg，多西他赛注射液溶剂：2.0ml	1
66	厄贝沙坦分散片	0.15g	1
67	厄贝沙坦胶囊	0.15g	1
68	恩替卡韦分散片	0.5mg	2
		按 $C_{12}H_{15}N_5O_3$ 计算 1.0mg	1
69	法莫替丁片	20mg	1
70	非那雄胺片	1mg	3
		5mg	1
71	酚酞片	50mg	1
		0.1g	1
72	呋塞米注射液	2ml：20mg	1
73	伏格列波糖分散片	0.2mg	1
74	伏格列波糖片	0.2mg	1
		0.3mg	1
75	氟康唑胶囊	50mg	1
76	氟康唑氯化钠注射液	100ml：氟康唑 0.2g 与氯化钠 0.9g	4

序号	药品名称	规格	企业数量
77	氟康唑片	50mg	1
		100mg	1
78	氟马西尼注射液	5ml：0.5mg	1
79	氟尿嘧啶注射液	10ml：0.25g	2
80	氟哌噻吨美利曲辛片	每片含氟哌噻吨 0.5mg 和美利曲辛 10mg	2
81	复方氨基酸注射液（18AA- Ⅶ）	200ml：20.650g（总氨基酸）	1
82	复方磺胺甲噁唑片	磺胺甲噁唑 400mg，甲氧苄啶 80mg	5
83	富马酸酮替芬片	1mg（以 $C_{19}H_{19}NOS$ 计）	1
84	钆喷酸葡胺注射液	15ml：7.04g[以钆喷酸双葡甲胺（$C_{14}H_{20}GdN_3O_{10} \cdot 2C_7H_{17}NO_5$）计]	1
		20ml：9.38g[以钆喷酸双葡甲胺（$C_{14}H_{20}GdN_3O_{10} \cdot 2C_7H_{17}NO_5$）计]	1
85	钆塞酸二钠注射液	10ml 预装玻璃注射器，每 1ml 中含钆塞酸二钠 181.43mg	1
86	甘油果糖氯化钠注射液	250ml：甘油 25g，果糖 12.5g，氯化钠 2.25g	2
		500ml：甘油 50g，果糖 25g，氯化钠 4.5g	1
87	格列吡嗪控释片	5mg	1
88	格列吡嗪片	5mg	5
89	格列齐特缓释片	30mg	1
90	枸橼酸芬太尼注射液	2ml：0.1mg	1
		10ml：0.5mg	1
91	枸橼酸咖啡因注射液	1ml：20mg（相当于 $C_8H_{10}N_4O_2$ 10mg）	2
		3ml：60mg（相当于 $C_8H_{10}N_4O_2$ 30mg）	2
92	枸橼酸氢钾钠颗粒	2.5g	1
93	枸橼酸舒芬太尼注射液	按 $C_{22}H_{30}N_2O_2S$ 计 1ml：50μg	1
		按 $C_{22}H_{30}N_2O_2S$ 计 5ml：250μg	1
		按 $C_{22}H_{30}N_2O_2S$ 计 2ml：100μg	1
		2ml：10μg（按 $C_{22}H_{30}N_2O_2S$ 计）	1

续表

序号	药品名称	规格	企业数量
94	枸橼酸托瑞米芬片	60mg（以托瑞米芬计）	1
95	枸橼酸西地那非片	50mg（按西地那非计）	1
96	骨化三醇软胶囊	0.5μg	1
97	环孢素软胶囊	10mg	1
98	黄体酮注射液	1ml：20mg	1
99	磺胺嘧啶片	0.5g	1
100	磺达肝癸钠注射液	0.5ml：2.5mg	2
101	甲钴胺胶囊	0.5mg	1
102	甲钴胺片	0.5mg	5
103	甲硫酸新斯的明注射液	1ml：0.5mg	1
104	甲硝唑氯化钠注射液	100ml：甲硝唑 0.5g 与氯化钠 0.8g	4
		250ml：甲硝唑 1.25g 与氯化钠 2.0g	1
105	甲硝唑片	0.2g	7
106	酒石酸美托洛尔片	25mg	6
		50mg	3
		100mg	1
107	酒石酸美托洛尔注射液	5ml：酒石酸美托洛尔 5mg 与氯化钠 45mg	1
108	酒石酸长春瑞滨注射液	1ml：10mg（以 $C_{45}H_{54}N_4O_8$ 计）	2
109	酒石酸唑吡坦片	5mg	1
110	卡贝缩宫素注射液	1ml：100μg	1
111	卡马西平片	0.1g	3
112	卡托普利片	25mg	6
		12.5mg	1
113	克拉霉素片	0.25g	4
114	克林霉素磷酸酯注射液	2ml：0.3g（按克林霉素计）	10
		4ml：0.6g（按克林霉素计）	7

续表

序号	药品名称	规格	企业数量
115	拉莫三嗪片	25mg	1
		50mg	1
116	来氟米特片	10mg	2
117	来那度胺胶囊	5mg	1
		10mg	1
118	劳拉西泮片	0.5mg	1
		1.0mg	1
		1mg	2
119	利巴韦林片	200mg	1
		100mg	1
120	利奈唑胺葡萄糖注射液	100ml：利奈唑胺 0.2g 与葡萄糖 4.57g（按 $C_6H_{12}O_6$ 计）	2
		300ml：利奈唑胺 0.6g 与葡萄糖 15.0g	1
121	利塞膦酸钠片	5mg（以 $C_7H_{10}NNaO_7P_2$ 计）	1
122	硫酸氨基葡萄糖胶囊	0.25 克（以硫酸氨基葡萄糖计）	1
123	硫酸吗啡缓释片	10mg	1
124	硫酸羟氯喹片	0.2g	1
125	硫酸沙丁胺醇片	2mg（按 $C_{13}H_{21}NO_3$ 计）	1
126	硫辛酸注射液	12ml：0.3g	4
127	铝碳酸镁咀嚼片	0.5g	1
128	氯氮平片	25mg	4
129	氯化钾缓释片	0.5g	1
		0.6g	1
130	氯雷他定片	10mg	1
131	氯硝西泮片	2mg	1
132	罗红霉素分散片	150mg	1

续表

序号	药品名称	规格	企业数量
133	罗红霉素片	150mg	1
		0.15g	1
134	罗库溴铵注射液	2.5ml：25mg	2
		5ml：50mg	3
135	螺内酯片	25mg	1
		20mg	2
		100mg	1
136	马来酸氟伏沙明片	50mg	1
137	马来酸依那普利片	5mg	1
		10mg	2
138	吗替麦考酚酯胶囊	0.25g	1
139	美洛昔康片	7.5mg	2
140	美索巴莫注射液	10ml：1g	1
141	蒙脱石散	每袋含蒙脱石 3g	2
142	孟鲁司特钠咀嚼片	4mg（以孟鲁司特计）	1
143	孟鲁司特钠片	10mg（按孟鲁司特计）	1
144	咪达唑仑注射液	2ml：2mg	1
		2ml：10mg	1
145	米氮平片	15mg	1
		30mg	1
146	米非司酮片	25mg	2
147	米格列醇片	50mg	1
148	米力农注射液	10ml：10mg	4
		5ml：5mg	3
149	米索前列醇片	0.2mg	2
150	那格列奈片	60mg	1
		120mg	1

序号	药品名称	规格	企业数量
151	尼美舒利分散片	50mg	1
		100mg	1
152	诺氟沙星胶囊	0.1g	4
153	诺氟沙星片	0.1g	2
154	帕立骨化醇注射液	1mL：5μg	3
		1ml：2μg	1
		2ml：10μg	1
155	泮托拉唑钠肠溶片	40mg（以泮托拉唑计）	1
156	培哚普利叔丁胺片	4mg（按 $C_{19}H_{32}N_2O_5 \cdot C_4H_{11}N$ 计）	1
		2mg（按 $C_{19}H_{32}N_2O_5 \cdot C_4H_{11}N$ 计）	1
157	匹伐他汀钙分散片	1mg	1
158	匹伐他汀钙片	2mg	1
		4mg	1
159	羟苯磺酸钙分散片	0.25g（以 $C_{12}H_{10}CaO_{10}S_2 \cdot H_2O$ 计）	1
160	羟苯磺酸钙胶囊	0.5g	1
161	羟基脲片	0.5g	1
162	羟乙基淀粉 130/0.4 电解质注射液	500ml	1
		250ml	1
163	羟乙基淀粉 130/0.4 氯化钠注射液	250ml	1
		500ml	3
164	氢溴酸右美沙芬片	15mg	1
165	巯嘌呤片	50mg	1
166	曲前列尼尔注射液	5ml：5mg	1
167	乳酸环丙沙星氯化钠注射液	100ml：环丙沙星 0.2g 与氯化钠 0.9g	2
		200ml：0.4g（按环丙沙星计）	1
168	乳酸左氧氟沙星氯化钠注射液	100ml：乳酸左氧氟沙星 0.5g（以 $C_{18}H_{20}FN_3O_4$ 计）与氯化钠 0.9g	1

续表

序号	药品名称	规格	企业数量
168	乳酸左氧氟沙星氯化钠注射液	250ml：乳酸左氧氟沙星 0.5g（以 $C_{18}H_{20}FN_3O_4$ 计）与氯化钠 2.25g	1
169	瑞格列奈片	1.0mg	1
170	舒必利片	0.1g	2
171	碳酸镧咀嚼片	500mg（以镧计）	1
172	替米沙坦片	40mg	3
		80mg	2
173	替硝唑片	0.5g	1
174	酮咯酸氨丁三醇片	10mg（按酮咯酸氨丁三醇计）	1
175	酮咯酸氨丁三醇注射液	1ml：30mg	3
176	头孢氨苄胶囊	0.125g（按 $C_{16}H_{17}N_3O_4S$ 计）	1
177	头孢氨苄片	按 $C_{16}H_{17}N_3O_4S$ 计 0.25g	2
		按 $C_{16}H_{17}N_3O_4S$ 计 0.5g	1
178	头孢丙烯分散片	0.25g（以 $C_{18}H_{19}N_3O_5S$ 计）	1
179	头孢丙烯干混悬剂	按 $C_{18}H_{19}N_3O_5S$ 计 0.25g	1
		按 $C_{18}H_{19}N_3O_5S$ 计 0.125g	1
180	头孢丙烯颗粒	以 $C_{18}H_{19}N_3O_5S$ 计 0.25g	1
181	头孢丙烯片	0.5g	1
182	头孢地尼分散片	0.1g（按 $C_{14}H_{13}N_5O_5S_2$ 计算）	3
		50mg	1
183	头孢地尼胶囊	0.1g	1
184	头孢克洛干混悬剂	0.125g（按 $C_{15}H_{14}ClN_3O_4S$ 计）	2
		按 $C_{15}H_{14}ClN_3O_4S$ 计算：0.25g	1
185	头孢克洛咀嚼片	0.125g（按 $C_{15}H_{14}ClN_3O_4S$ 计）	1
186	头孢克肟分散片	50mg	3
		100mg	3
		按 $C_{16}H_{15}N_5O_7S_2$ 计算 200mg	1

序号	药品名称	规格	企业数量
187	头孢克肟胶囊	100mg（按 $C_{16}H_{15}N_5O_7S_2$ 计）	4
		50mg	2
188	头孢克肟颗粒	50mg	2
189	头孢克肟片	0.2g（按 $C_{16}H_{15}N_5O_7S_2$ 计）	2
		0.1g（按 $C_{16}H_{15}N_5O_7S_2$ 计）	2
190	头孢拉定胶囊	0.25g	1
191	头孢泊肟酯干混悬剂	50mg（按 $C_{15}H_{17}N_5O_6S_2$ 计）	1
192	托拉塞米注射液	2ml：10mg	1
193	维生素 C 片	0.1g	1
194	西咪替丁片	0.2g	2
195	硝苯地平缓释片（Ⅰ）	10mg	2
196	硝苯地平缓释片（Ⅲ）	30mg	1
197	硝苯地平缓释片（Ⅱ）	20mg	5
198	硝酸甘油片	0.5mg	1
199	缬沙坦分散片	80mg	1
200	缬沙坦氢氯噻嗪片	每片含缬沙坦 80mg 与氢氯噻嗪 12.5mg	1
201	辛伐他汀片	10mg	4
		20mg	3
		40mg	1
202	烟酸片	50mg	1
203	盐酸艾司洛尔注射液	10ml：0.1g（以 $C_{16}H_{25}NO_4 \cdot HCl$ 计）	2
204	盐酸安非他酮缓释片	0.15g	1
205	盐酸氨溴索分散片	30mg	2
206	盐酸氨溴索胶囊	30mg	1
		60mg	1
207	盐酸氨溴索氯化钠注射液	100ml：盐酸氨溴索 30mg 与氯化钠 0.9g	2
208	盐酸氨溴索片	30mg	2

续表

序号	药品名称	规格	企业数量
		2ml：15mg	14
209	盐酸氨溴索注射液	4ml：30mg	8
		1ml：7.5mg	4
210	盐酸昂丹司琼注射液	2ml：4mg（按 $C_{18}H_{19}N_3O$ 计）	2
		4ml：8mg（按 $C_{18}H_{19}N_3O$ 计）	3
211	盐酸奥洛他定片	5mg	1
212	盐酸倍他司汀片	4mg	1
213	盐酸吡格列酮片	30mg（以吡格列酮计）	1
		15mg（以吡格列酮计）	2
214	盐酸地尔硫䓬片	30mg	1
215	盐酸地芬尼多片	25mg	1
216	盐酸度洛西汀肠溶片	20mg	1
217	盐酸多巴胺注射液	5ml：200mg	1
218	盐酸多奈哌齐口腔崩解片	5mg	1
219	盐酸多奈哌齐片	5mg	1
220	盐酸多柔比星脂质体注射液	10ml：20mg	1
221	盐酸多西环素片	0.05g（按 $C_{22}H_{24}N_2O_8$ 计）	1
		0.1g（按 $C_{22}H_{24}N_2O_8$ 计）	1
222	盐酸二甲双胍缓释片	0.5g	4
223	盐酸二甲双胍片	0.25g	4
		0.5g	1
224	盐酸法舒地尔注射液	2mL：30mg	6
225	盐酸非索非那定片	60mg	2
226	盐酸氟桂利嗪胶囊	5mg（以 $C_{26}H_{26}F_2N_2$ 计）	4
227	盐酸氟桂利嗪片	5mg（以氟桂利嗪计）	1
228	盐酸氟西汀分散片	20mg（以氟西汀计）	1

续表

序号	药品名称	规格	企业数量
229	盐酸格拉司琼注射液	3ml：3mg（按 $C_{18}H_{24}N_4O$ 计）	2
		1ml：1mg（按 $C_{18}H_{24}N_4O$ 计）	1
230	盐酸环丙沙星片	0.25g（按环丙沙星计）	1
231	盐酸克林霉素胶囊	0.15g	4
		按 $C_{18}H_{33}ClN_2O_5S$ 计 75mg	1
232	盐酸利多卡因注射液	5ml：0.1g	6
		10ml：0.2g	2
		20ml：0.4g	1
233	盐酸硫必利片	100mg（以 $C_{15}H_{24}N_2O_4S$ 计）	1
234	盐酸罗哌卡因注射液	10ml：100mg	4
		10ml：50mg（按 $C_{17}H_{26}N_2O \cdot HCl$ 计）	2
		10ml：75mg（按 $C_{17}H_{26}N_2O \cdot HCl$ 计）	3
		10ml：20mg（按 $C_{17}H_{26}N_2O \cdot HCl$ 计）	1
235	盐酸吗啡片	5mg	1
		10mg	1
236	盐酸美金刚片	10mg	1
237	盐酸莫西沙星氯化钠注射液	250ml：盐酸莫西沙星（按 $C_{21}H_{24}FN_3O_4$ 计）0.4g 与氯化钠 2.0g	3
238	盐酸纳布啡注射液	2ml：20mg	1
239	盐酸纳洛酮注射液	1ml：0.4mg	1
		1ml：1mg	1
		2ml：2mg	1
240	盐酸帕洛诺司琼注射液	5ml：0.25mg（以 $C_{19}H_{24}N_2O$ 计）	10
		1.5ml：0.075mg	4
241	盐酸普萘洛尔片	10mg	1
242	盐酸氢吗啡酮注射液	2ml：2mg	1
		5ml：5mg	1

序号	药品名称	规格	企业数量
242	盐酸氢吗啡酮注射液	1ml：10mg	1
		10ml：10mg	1
243	盐酸曲马多片	50mg	1
244	盐酸曲马多注射液	2ml：0.1g	1
245	盐酸曲美他嗪片	20mg	1
246	盐酸舍曲林片	50mg（按 $C_{17}H_{17}Cl_2N$ 计）	1
247	盐酸肾上腺素注射液	1ml：1mg	2
248	盐酸特拉唑嗪胶囊	2mg（按 $C_{19}H_{25}N_5O_4$ 计）	1
249	盐酸特拉唑嗪片	2mg	1
250	盐酸替罗非班氯化钠注射液	250ml：盐酸替罗非班（按 $C_{22}H_{36}N_2O_5S$ 计）12.5mg 与氯化钠 2.25g	1
		100ml：盐酸替罗非班（按 $C_{22}H_{36}N_2O_5S$ 计）5mg 与氯化钠 0.9g。	4
251	盐酸替罗非班注射液	50ml：12.5mg（以替罗非班计）	1
252	盐酸替扎尼定片	1mg（按 $C_9H_8ClN_5S$ 计）	1
		2mg（按 $C_9H_8ClN_5S$ 计）	1
		4mg（按 $C_9H_8ClN_5S$ 计）	1
253	盐酸文拉法辛缓释胶囊	75mg（按 $C_{17}H_{27}NO_2$ 计）	1
254	盐酸西替利嗪片	10mg	1
255	盐酸溴己新片	8mg	1
256	盐酸溴己新注射液	2ml：4mg	2
257	盐酸伊立替康注射液	2ml：40mg（以 $C_{33}H_{38}N_4O_6 \cdot HCl \cdot 3H_2O$ 计）	3
		5ml：0.1g（以 $C_{33}H_{38}N_4O_6 \cdot HCl \cdot 3H_2O$ 计）	4
258	盐酸乙胺丁醇片	0.25g	1
259	盐酸异丙嗪片	25mg	1
		12.5mg	1
260	盐酸右美托咪定注射液	2ml：200μg（按右美托咪定计）	8
		1ml：0.1mg（以右美托咪定计）	5

续表

序号	药品名称	规格	企业数量
261	盐酸左氧氟沙星氯化钠注射液	100ml：左氧氟沙星 0.5g 与氯化钠 0.9g	1
262	伊班膦酸钠注射液	1ml：1mg（以伊班膦酸计）	3
		2ml：2mg（以伊班膦酸计）	3
		6ml：6mg（以伊班膦酸计）	2
		3ml：3mg（按 $C_9H_{23}NO_7P_2$ 计）	1
263	依巴斯汀片	10mg	1
264	依达拉奉注射液	20ml：30mg	5
265	依非韦伦片	0.2g	1
266	依诺肝素钠注射液	0.4ml：4000AxaIU	1
267	依替巴肽注射液	10ml：20mg	1
268	依托度酸胶囊	0.2g	1
269	异烟肼片	0.1g	1
270	异烟肼注射液	2ml：100mg	1
271	吲达帕胺胶囊	2.5mg	1
272	吲达帕胺片	2.5mg	6
273	脂肪乳（10%）/氨基酸（15）/葡萄糖（20%）注射液	1000ml［脂肪乳注射液（10%）200ml；复方氨基酸注射液（5.5%，15AA）400ml；葡萄糖注射液（20%）400ml］	1
		1500ml［脂肪乳注射液（10%）300ml；复方氨基酸注射液（5.5%，15AA）600ml；葡萄糖注射液（20%）600ml］	1
274	脂肪乳氨基酸（17）葡萄糖（11%）注射液	1440ml	2
		1920ml	1
275	脂肪乳注射液（C14～24）	100ml：20g（大豆油）：1.2g（卵磷脂）	1
		250ml：50g（大豆油）：3g（卵磷脂）	2
276	中/长链脂肪乳注射液（C8~24）	250ml：12.5g（大豆油）：12.5g（中链甘油三酸酯）：3g（卵磷脂）：6.25g（甘油）	1

续表

序号	药品名称	规格	企业数量
276	中/长链脂肪乳注射液（C8~24）	500ml：25g（大豆油）：25g（中链甘油三酸酯）：6g（卵磷脂）：12.5g（甘油）	1
		250ml：25g（大豆油）：25g（中链甘油三酸酯）：3g（卵磷脂）：6.25g（甘油）	4
		100ml：10g（大豆油）：10g（中链甘油三酸酯）：1.2g（卵磷脂）：2.5g（甘油）	1
277	中长链脂肪乳/氨基酸（16）/葡萄糖（16%）注射液	1875ml（375ml：中长链脂肪乳注射液，750ml：复方葡萄糖（16%）注射液，750ml：复方氨基酸（16）注射液）	1
		1250ml（250ml：中长链脂肪乳注射液，500ml：复方葡萄糖（16%）注射液，500ml：复方氨基酸（16）注射液）	2
278	重酒石酸去甲肾上腺素注射液	4ml：8mg	1
		1ml：2mg	2
279	注射用阿莫西林钠克拉维酸钾	0.6g（$C_{16}H_{19}N_3O_5S$ 0.5g 与 $C_8H_9NO_5$ 0.1g）	3
		1.2g（$C_{16}H_{19}N_3O_5S$ 1.0g 与 $C_8H_9NO_5$ 0.2g）	4
		0.3g（$C_{16}H_{19}N_3O_5S$ 0.25g 与 $C_8H_9NO_5$ 0.05g）	1
280	注射用阿奇霉素	按 $C_{38}H_{72}N_2O_{12}$ 计 0.5g	9
		0.25g（25 万单位）	3
281	注射用阿昔洛韦	0.25g	2
282	注射用艾司奥美拉唑钠	20mg（以 $C_{17}H_{19}N_3O_3S$ 计）	3
		40mg（以 $C_{17}H_{19}N_3O_3S$ 计）	11
283	注射用氨苄西林钠	按 $C_{16}H_{19}N_3O_4S$ 计算 0.5g	1
		按 $C_{16}H_{19}N_3O_4S$ 计算 1.0g	1
284	注射用氨曲南	0.5g（按 $C_{13}H_{17}N_5O_8S_2$ 计算）	2
		1.0g（按 $C_{13}H_{17}N_5O_8S_2$ 计算）	2
		2.0g（按 $C_{13}H_{17}N_5O_8S_2$ 计算）	1
285	注射用奥美拉唑钠	20mg（按 $C_{17}H_{19}N_3O_3S$ 计）	3
		40mg（按 $C_{17}H_{19}N_3O_3S$ 计）	23

续表

序号	药品名称	规格	企业数量
285	注射用奥美拉唑钠	60mg（按 $C_{17}H_{19}N_3O_3S$ 计）	1
286	注射用比伐芦定	0.25g（按 $C_{98}H_{138}N_{24}O_{33}$ 计）	2
287	注射用醋酸卡泊芬净	50mg（按 $C_{52}H_{88}N_{10}O_{15}$ 计）	1
288	注射用醋酸亮丙瑞林微球	3.75mg	1
289	注射用达托霉素	0.5g	1
290	注射用地西他滨	10mg	2
		50mg	5
		25mg	2
291	注射用福沙匹坦双葡甲胺	150mg（按 $C_{23}H_{22}F_7N_4O_6P$ 计）	1
292	注射用更昔洛韦	0.25g	4
		0.5g	3
		0.125g	1
293	注射用环磷酰胺	0.2g	1
		0.5g（按 $C_7H_{15}Cl_2N_2O_2P$ 计）	1
294	注射用甲泼尼龙琥珀酸钠	40mg（以 $C_{22}H_{30}O_5$ 计）	4
		125mg（以甲泼尼龙计）	3
		20mg（以甲泼尼龙计）	1
		250mg（以甲泼尼龙计）	1
		500mg（以甲泼尼龙计）	3
		1g（以甲泼尼龙 $C_{22}H_{30}O_5$ 计）	1
		2g（以甲泼尼龙 $C_{22}H_{30}O_5$ 计）	1
295	注射用拉氧头孢钠	0.25g（按 $C_{20}H_{20}N_6O_9S$ 计）	1
		0.5g（按 $C_{20}H_{20}N_6O_9S$ 计）	1
		1.0g（按 $C_{20}H_{20}N_6O_9S$ 计）	1
296	注射用兰索拉唑	30mg	6
297	注射用雷替曲塞	2mg	1

续表

序号	药品名称	规格	企业数量
298	注射用美罗培南	按 $C_{17}H_{25}N_3O_5S$ 计 0.25g	5
		按 $C_{17}H_{25}N_3O_5S$ 计 0.5g	5
		1.0g（按 $C_{17}H_{25}N_3O_5S$ 计）	2
299	注射用米卡芬净钠	50mg（按 $C_{56}H_{71}N_9O_{23}S$ 计）	3
300	注射用那屈肝素钙	4100 AXa IU	1
		6150 AXa IU	1
301	注射用奈达铂	10mg	3
		50mg	2
		100mg	1
		20mg	1
302	注射用盐酸伊达比星	10mg	1
303	注射用右雷佐生	250mg	2
		500mg	1
304	注射用唑来膦酸浓溶液	5ml：4mg（按 $C_5H_{10}N_2O_7P_2$ 计）	1
305	注射用帕瑞昔布钠	20mg（以帕瑞昔布计）	6
		40mg（以帕瑞昔布计）	7
306	注射用哌拉西林钠他唑巴坦钠	1.125g（$C_{23}H_{27}N_5O_7S$ 1.0g 与 $C_{10}H_{12}N_4O_5S$ 0.125g）	1
		2.25g（$C_{23}H_{27}N_5O_7S$ 2.0g 与 $C_{10}H_{12}N_4O_5S$ 0.25g）	2
		4.5g（$C_{23}H_{27}N_5O_7S$ 4.0g 与 $C_{10}H_{12}N_4O_5S$ 0.5g）	2
		3.375g（$C_{23}H_{27}N_5O_7S$ 3.0g，$C_{10}H_{12}N_4O_5S$ 0.375g）	1
307	注射用泮托拉唑钠	40mg（以 $C_{16}H_{15}F_2N_3O_4S$ 计）	15
		60mg（以泮托拉唑计）	2
		80mg（以泮托拉唑计）	3
308	注射用培美曲塞二钠	0.1g（按 $C_{20}H_{21}N_5O_6$ 计）	6
		0.2g（按 $C_{20}H_{21}N_5O_6$ 计）	1

续表

序号	药品名称	规格	企业数量
308	注射用培美曲塞二钠	0.5g（以培美曲塞计）	4
309	注射用硼替佐米	1.0mg	2
		3.5mg	3
		2.5mg	1
310	注射用生长抑素	3mg	3
311	注射用特利加压素	1mg（相当于 0.86mg 特利加压素）	1
312	注射用替加环素	50mg	4
313	注射用替考拉宁	0.2g（20 万单位）	1
314	注射用头孢地嗪钠	1.0g（按 $C_{20}H_{20}N_6O_7S_4$ 计）	1
315	注射用头孢呋辛钠	1.5g（按 $C_{16}H_{16}N_4O_8S$ 计）	3
		0.75g（按 $C_{16}H_{16}N_4O_8S$ 计）	3
		0.25g（按 $C_{16}H_{16}N_4O_8S$ 计）	2
		按 $C_{16}H_{16}N_4O_8S$ 计算，0.5g	1
		按 $C_{16}H_{16}N_4O_8S$ 计 2.0g	1
316	注射用头孢美唑钠	按 $C_{15}H_{17}N_7O_5S_3$ 计 0.5g	4
		按 $C_{15}H_{17}N_7O_5S_3$ 计 1.0g	5
		按 $C_{15}H_{17}N_7O_5S_3$ 计 0.25g	1
		按 $C_{15}H_{17}N_7O_5S_3$ 计 2.0g	1
317	注射用头孢米诺钠	按 $C_{16}H_{21}N_7O_7S_3$ 计 0.25g	7
		按 $C_{16}H_{21}N_7O_7S_3$ 计 0.5g	8
		按 $C_{16}H_{21}N_7O_7S_3$ 计 1.0g	1
318	注射用头孢哌酮钠舒巴坦钠	2.0g（$C_{25}H_{27}N_9O_8S_2$ 1.0g 与 $C_8H_{11}NO_5S$ 1.0g）	1
319	注射用头孢曲松钠	按 $C_{18}H_{18}N_8O_7S_3$ 计算，0.25g	9
		按 $C_{18}H_{18}N_8O_7S_3$ 计算，0.5g	12
		按 $C_{18}H_{18}N_8O_7S_3$ 计算，1.0g	18
		按 $C_{18}H_{18}N_8O_7S_3$ 计算，2.0g	9
		按 $C_{18}H_{18}N_8O_7S_3$ 计算，2.5g	1

续表

序号	药品名称	规格	企业数量
319	注射用头孢曲松钠	按 $C_{18}H_{18}N_8O_7S_3$ 计算，3.0g	1
		1.5g（按 $C_{18}H_{18}N_8O_7S_3$ 计）	1
320	注射用头孢噻肟钠	0.5g	2
		1.0g	2
		2.0g	2
		0.25g（儿童用规格）	1
321	注射用头孢他啶	1.0g（按 $C_{22}H_{22}N_6O_7S_2$ 计）	13
		0.5g（按 $C_{22}H_{22}N_6O_7S_2$ 计）	7
		2.0g（按 $C_{22}H_{22}N_6O_7S_2$ 计）	5
		0.25g	1
322	注射用头孢西丁钠	1.0g（按 $C_{16}H_{17}N_3O_7S_2$ 计）	2
		2.0g（按 $C_{16}H_{17}N_3O_7S_2$ 计）	1
323	注射用头孢唑林钠	0.5g（按 $C_{14}H_{14}N_8O_4S_3$ 计）	5
		2.0g（$C_{14}H_{14}N_8O_4S_3$ 计）	1
		1.0g（按 $C_{14}H_{14}N_8O_4S_3$ 计）	6
		0.25g（儿童用规格）	1
324	注射用胸腺法新	1.6mg	3
325	注射用盐酸表柔比星	10mg	1
326	注射用盐酸吉西他滨	0.2g（以 $C_9H_{11}F_2N_3O_4$ 计）	5
		1.0g（以 $C_9H_{11}F_2N_3O_4$ 计）	3
327	注射用盐酸瑞芬太尼	1mg（按瑞芬太尼计）	1
		2mg（按瑞芬太尼计）	1
328	注射用盐酸头孢吡肟	1.0g（按 $C_{19}H_{24}N_6O_5S_2$ 计）	5
		0.5g（按 $C_{19}H_{24}N_6O_5S_2$ 计）	3
329	注射用盐酸头孢甲肟	1.0g	1
		0.5g	1
		0.25g	1

续表

序号	药品名称	规格	企业数量
330	注射用盐酸头孢替安	按 $C_{18}H_{23}N_9O_4S_3$ 计算 2.0g	1
		按 $C_{18}H_{23}N_9O_4S_3$ 计算 0.5g	1
		按 $C_{18}H_{23}N_9O_4S_3$ 计算 1.0g	1
331	注射用盐酸万古霉素	0.5g（50 万单位）（按 $C_{66}H_{75}Cl_2N_9O_{24}$ 计）	2

附件 6　2021 年药审中心突破性治疗药物程序纳入情况

序号	药品名称	拟定适应症
1	Copanlisib 注射用冻干制剂	用于治疗既往接受过至少两线治疗的复发性边缘区淋巴瘤（MZL）成人患者
2	Uproleselan 注射液	用于成人复发或难治性急性髓系白血病（AML）
3	AMG 510	AMG510 用于治疗既往接受过至少一种系统性治疗的携带 KRAS p.G12C 突变的局部晚期或转移性非小细胞肺癌（NSCLC）患者
4	TAK-935 片	1. Dravet 综合征 2. Lennox-Gastaut 综合征
5	Maribavir 片	拟用于治疗移植后发生的巨细胞病毒（CMV）感染或疾病，包括对更昔洛韦、缬更昔洛韦、西多福韦和膦甲酸钠难治的和耐药的感染
6	HBM9161（HL161BKN）注射液	拟用于全身型重症肌无力
7	Nirsevimab 注射液	Niresevimab 适用于预防呼吸道合胞病毒 RSV 下呼吸道疾病。 1. 在婴儿的第一个 RSV 感染季 2. 在患有早产儿慢性肺病 CLD 或患有血液动力学显著改变的先天性心脏病 CHD 婴儿和儿童中的第一个和第二个 RSV 感染季
8	SHR0302 片	拟用于 12 岁及以上青少年及成人中重度特应性皮炎的治疗
9	重组抗 PD-L1 全人单克隆抗体注射液	复发或难治性结外自然杀伤细胞 /T 细胞淋巴瘤（R/R ENKTL）
10	重组全人抗 PD-L1 单克隆抗体注射液	接受过一线含铂方案失败或者不能耐受的复发转移性宫颈癌
11	全人源 BCMA 嵌合抗原受体自体 T 细胞注射液	复发 / 难治性多发性骨髓瘤
12	伯瑞替尼	c-Met 外显子 14 突变的非小细胞肺癌
13	羟尼酮胶囊	用于治疗慢性乙型肝炎肝纤维化
14	重组人源化抗 PD-1 单克隆抗体注射液	晚期黏膜黑色素瘤的一线治疗

续表

序号	药品名称	拟定适应症
15	GLS–010 注射液	接受过一线或以上含铂标准化疗后进展的复发或转移、PD–L1 表达阳性（CPS ≥ 1）宫颈癌
16	Semaglutide 注射液	司美格鲁肽皮下注射剂适用于非酒精性脂肪性肝炎（NASH）的治疗
17	SHR6390 片	SHR6390 片联合氟维司群用于经内分泌治疗后进展的激素受体（HR）阳性、人表皮生长因子受体 2（HER2）阴性的复发或转移性乳腺癌的治疗
18	耐克替尼片	用于治疗一代和二代酪氨酸激酶抑制剂耐药和 / 或不耐受的慢性期慢性髓性白血病患者
19	Parsaclisib 片	复发性或难治性滤泡性淋巴瘤
20	JNJ–53718678 口服混悬液	治疗儿童呼吸道合胞病毒（RSV）所致中重度呼吸道感染
21	纳曲酮植入剂	用于阿片类物质依赖患者脱毒后的防复吸治疗
22	HS–10296 片	用于表皮生长因子受体（EGFR）敏感突变阳性的局部晚期或转移性非小细胞肺癌（NSCLC）患者的一线治疗
23	注射用重组人源化抗 HER2 单抗 –AS269 偶联物（ARX788）	HER2 阳性晚期乳腺癌二线治疗
24	BI 655130 注射液	泛发性脓疱型银屑病（GPP）
25	BI 425809 片	BI 425809 适用于治疗精神分裂症成人患者的认知障碍
26	TQ–B3525 片	既往至少二线治疗失败的复发 / 难治滤泡性淋巴瘤治疗
27	JNJ–56136379 片	慢性乙型肝炎病毒感染
28	JNJ–73763989 注射剂	慢性乙型肝炎病毒感染
29	注射用重组人凝血因子Ⅷ Fc– 血管性血友病因子 – X TEN 融合蛋白	BIVV001 拟定的适应症是用于患有 A 型血友病的成人和儿童：（1）常规预防治疗，用于减少出血的发生频率；（2）出血的按需治疗；（3）围手术期出血的处理
30	RO7082859	用于经两线或多线系统治疗后的复发或难治性成人弥漫大 B 细胞淋巴瘤患者（r/r DLBCL），包括非特指型弥漫性大 B 细胞淋巴瘤（DLBCL-NOS）、高级别 B 细胞淋巴瘤（HGBCL）、滤泡性淋巴瘤转化的 DLBCL（trFL）和原发性纵隔大 B 细胞淋巴瘤（PMBCL）

续表

序号	药品名称	拟定适应症
31	RO7112689	体重 ≥ 40 kg、目前未接受补体抑制剂治疗的阵发性睡眠性血红蛋白尿症患者
32	阿基仑赛注射液	治疗接受过二线或以上系统治疗后复发或难治性惰性非霍奇金淋巴瘤，包含滤泡性淋巴瘤（简称 FL）和边缘区淋巴瘤（简称 MZL）
33	GSK3228836 注射液	GSK3228836 目前拟用于慢性乙型肝炎的治疗
34	SHR3680 片	用于治疗高瘤负荷的转移性激素敏感性前列腺癌患者
35	TAK-994 片	发作性睡病 1 型
36	谷美替尼片	具有 MET14 外显子跳变的局部晚期或转移性非小细胞肺癌
37	HMPL-689 胶囊	HMPL-689 胶囊单药治疗既往至少接受过二线系统性治疗，且其中至少有一线治疗包含 CD20 单抗（CD20 单抗单药治疗或联合化疗）的复发 / 难治 FL 患者（病理分级 Grade 1–3a）
38	FPA144 注射液	本品与 mFOLFOX6（氟尿嘧啶、亚叶酸和奥沙利铂）联合用于一线治疗 FGFR2b 过表达（免疫组织化学法检测至少 10% 肿瘤细胞过表达 FGFR2b）、人表皮生长因子受体（HER2）阴性局部晚期或转移性胃和胃食管结合部癌（GEJ）患者
39	注射用 BEBT-908	经过至少 2 种系统治疗后复发或难治性弥漫性大 B 细胞淋巴瘤（r/r DLBCL），其中复发 / 难治的定义为：（1）二线治疗结束后 6 个月以上复发；（2）二线治疗结束后 6 个月内复发及二线治疗 2 个或 2 个以上治疗周期未达 PR 者，二线治疗过程中进展者，不做治疗周期的规定可作为难治患者入选；（3）二线治疗序贯造血干细胞移植后 6 个月之内复发。既往治疗应包括抗 CD20 单抗和细胞毒性药物治疗；抗 CD20 单抗单药巩固治疗或诱导治疗不能算作单独的一个治疗线；允许既往干细胞移植；单独的自体干细胞移植或异体干细胞移植不能算作一线治疗，诱导、巩固、干细胞收集、预处理方案和移植 ± 维持治疗属于一个治疗线
40	甲磺酸伏美替尼片	具有表皮生长因子受体（EGFR）外显子 19 缺失或外显子 21（L858R）置换突变的局部晚期或转移性非小细胞肺癌（NSCLC）成人患者的一线治疗
41	PB2452 注射液	PB2452 的目标适应症是在接受替格瑞洛治疗后出现失控大出血或危及生命的出血的成人患者中或在紧急手术或干预前需要逆转替格瑞洛的抗血小板作用

附件7　2021 年药审中心完成的技术指导原则

通告号	名称	内容简介
2021 年第 1 号	抗肿瘤药临床试验影像评估程序标准技术指导原则	旨在阐述当前药品技术审评机构对抗肿瘤药临床试验影像评估程序标准的评价考虑,不能涵盖在新药研发中遇到的所有情况。目的是提升临床试验影像的标准化和规范化,提高创新药物/治疗方法的疗效评价质量、确保疗效可信,为药物研发从业者在临床试验影像相关内容的设计、实施及申报提供参考
2021 年第 2 号	治疗绝经后骨质疏松症创新药临床试验技术指导原则	在已发布的《治疗绝经后妇女骨质疏松症药物临床试验的考虑要点》基础上,结合临床试验进展和国内外相关指南制定本指导原则,进一步指导治疗绝经后骨质疏松症创新药的开发。本指导原则重点阐述治疗绝经后骨质疏松症的创新药物在临床试验设计中的重点关注问题
2021 年第 3 号	中药新药质量研究技术指导原则(试行)	旨在为中药新药的质量研究提供参考,相关内容将根据科学研究和中医药发展情况继续完善
2021 年第 4 号	药物相互作用研究技术指导原则(试行)	主要为基于药代动力学的相互作用研究提供一般研究方法、常见评价指标和研究结果解读的通用指导
2021 年第 5 号	沙库巴曲缬沙坦钠片生物等效性研究技术指导原则	沙库巴曲缬沙坦钠片生物等效性研究应符合本指导原则
	维格列汀片生物等效性研究技术指导原则	维格列汀片生物等效性研究应符合本指导原则
	碳酸镧咀嚼片生物等效性研究技术指导原则	碳酸镧咀嚼片生物等效性研究应符合本指导原则
	利伐沙班片生物等效性研究技术指导原则	利伐沙班片生物等效性研究应符合本指导原则
	来氟米特片生物等效性研究技术指导原则	来氟米特片生物等效性研究应符合本指导原则
	卡马西平片生物等效性研究技术指导原则	卡马西平片生物等效性研究应符合本指导原则
	甲磺酸伊马替尼片生物等效性研究技术指导原则	甲磺酸伊马替尼片生物等效性研究应符合本指导原则

续表

通告号	名称	内容简介
2021 年 第 5 号	恩替卡韦片生物等效性 研究技术指导原则	恩替卡韦片生物等效性研究应符合本指导原则
	醋酸钙片生物等效性 研究技术指导原则	醋酸钙片生物等效性研究应符合本指导原则
	醋酸阿比特龙片生物等效性 研究技术指导原则	醋酸阿比特龙片生物等效性研究应符合本指导原则
	奥氮平口崩片生物等效性 研究技术指导原则	奥氮平口崩片生物等效性研究应符合本指导原则
2021 年 第 6 号	药物临床试验适应性设计 指导原则（试行）	着重于讨论适应性设计的基本概念和原则、常用的适应性设计类型、使用适应性设计时的考虑要点以及监管要求等，目的是指导和规范申办者如何采用以及实施适应性设计
2021 年 第 7 号	流行性感冒治疗和预防药物 临床试验技术指导原则	在 2012 年 5 月国家局颁布的《预防和 / 或治疗流感药物临床研究指导原则》基础上进行修订，目的是针对甲型（A 型）和乙型（B 型）流感病毒所致疾病（包括季节性和大流行性流感，以及无并发症的单纯性流感和重症流感），协助药物研发者和临床研究者进行治疗和预防用抗病毒药物的临床研发，不适用于丙型（C 型）流感治疗和预防药物以及流感疫苗或疫苗佐剂的临床研发
2021 年 第 8 号	注射用奥马珠单抗生物 类似药临床试验指导原则 （试行）	为进一步明确临床研究技术要求，提高企业研发效率，本文在原国家食品药品监督管理总局已发布的《生物类似药研发与评价技术指导原则（试行）》基础上，结合注射用奥马珠单抗的特点，阐述其生物类似药临床研究策略和临床试验设计要点，为企业提供可参考的研发路径
2021 年 第 9 号	治疗性蛋白药物临床药代 动力学研究技术指导原则	旨在关注治疗性蛋白药物与传统小分子药物之间药代动力学（Pharmacokinetics，PK）特征的差异，阐明治疗性蛋白药物临床 PK 评估时需考虑的要点，对治疗性蛋白药物 PK 的研究方案提出建议
2021 年 第 10 号	复杂性腹腔感染抗菌药物 临床试验技术指导原则	为针对拟用于复杂性腹腔感染抗菌药物临床试验提供更加精准的技术指导，解决临床试验中的重点问题，规范其临床试验，保证数据完整性，在遵循《抗菌药物临床试验技术指导原则》基本要求的基础上，制定了《复杂性腹腔感染抗菌药物研发临床试验技术指导原则》，为注册申请人、临床试验研究者在规划、设计、实施临床试验中提供技术指导

续表

通告号	名称	内容简介
2021 年第 11 号	氟维司群注射液仿制药研究技术指导原则（试行）	结合氟维司群注射液的制剂特点，提出仿制药开发过程中药学研究和非临床研究的技术要求，并明确仿制药可豁免人体内生物等效性研究的条件
2021 年第 12 号	静注人免疫球蛋白治疗原发免疫性血小板减少症临床试验技术指导原则（试行）	旨在为静注人免疫球蛋白（immunoglobulin for intravenous administration, IVIg）用于治疗自身免疫性疾病如原发免疫性血小板减少症（primary immune thrombocytopenia, ITP）患者申请上市许可或已上市产品发生重大药学变更需开展临床试验时提供建议，主要对 IVIg 用于治疗 ITP 的临床试验的关键内容进行了阐述
2021 年第 13 号	溶瘤病毒类药物临床试验设计指导原则（试行）	主要适用于治疗恶性肿瘤的溶瘤病毒类药物的单用或联用的临床试验设计，包括探索性临床试验及确证性临床试验
2021 年第 14 号	免疫细胞治疗产品临床试验技术指导原则（试行）	适用于以在国内注册上市为目的，按照《药品管理法》《药品注册管理办法》等药品管理相关法规进行研发和注册申报的免疫细胞治疗产品，旨在为该类产品开展临床试验的总体规划、试验方案设计、试验实施和数据分析等方面提供必要的技术指导，以最大程度地保障受试者参加临床试验的安全和合法权益，并规范对免疫细胞治疗产品的安全性和有效性的评价方法
2021 年第 15 号	已上市化学药品药学变更研究技术指导原则（试行）	本指导原则涵盖的变更情形包括：制剂处方中辅料的变更、原料药和制剂生产工艺变更、生产场地变更、生产批量变更、制剂所用原料药的供应商变更、注册标准变更、包装材料和容器变更、有效期和贮藏条件变更、增加规格，并列举了每种变更情形下的重大变更、中等变更、微小变更，以及需进行的研究验证工作。本指导原则列出的上述内容为一般性技术要求。持有人/登记企业在进行变更研究时，应结合品种特点和变更情况开展研究，不能仅局限于本指导原则列举的内容。同时，本指导原则不能涵盖已上市化学药品的所有变更情形，对于未列举的变更情形，持有人/登记企业可参考本指导原则、根据变更具体情形开展研究
2021 年第 16 号	已上市化学药品和生物制品临床变更技术指导原则	本指导原则明确了药品在中国获准上市后的临床变更事项，并基于变更大小及其对药品临床安全有效使用可能产生的影响及风险程度进行了分类，细化了不同分类对应的申报程序及技术要求等，旨在为药品上市许可持有人开展药品上市后临床变更研究，药品监督管理部门进行变更分类管理等提供有益的技术指导和参考

续表

通告号	名称	内容简介
2021 年第 18 号	生物类似药相似性评价和适应症外推技术指导原则	在《生物类似药研发与评价技术指导原则（试行）》的基础上，进一步增补生物类似药相似性评价和适应症外推的指导性建议，旨在为工业界、研发者及监管机构提供技术参考
2021 年第 20 号	放射性体内诊断药物非临床研究技术指导原则	适用于平面显像、单光子发射计算机断层扫描（SPECT）、正电子发射断层扫描（PET）等核医学操作中使用的放射性体内诊断药物，主要阐述放射性体内诊断药物非临床研究内容
2021 年第 21 号	境外已上市境内未上市化学药品药学研究与评价技术要求（试行）	适用于境外已上市境内未上市的化学药品，主要包括两类情形：1. 境内申请人仿制境外上市但境内未上市原研药品的药品，即化学药品 3 类；2. 境外上市的药品申请在境内上市，即化学药品 5 类（不适用于原研药品已在境内上市的化学药品 5.2 类）
2021 年第 22 号	创新药（化学药）临床试验期间药学变更技术指导原则（试行）	本指导原则所述药学变更系指发生（或拟发生）在临床样品生产、质量控制、包装和贮藏条件等方面的变更。本指导原则适用于化学创新药和改良型新药（放射药除外）临床试验期间的药学变更。考虑到创新药药学研究的阶段性、药学变更的多样性和复杂性，本指导原则主要阐述了创新药药学变更评估和研究的一般原则，仅对部分常见的重大变更和一般变更进行了举例，并简述了该类变更下的研究思路和研究内容
2021 年第 23 号	皮肤外用化学仿制药研究技术指导原则（试行）	结合皮肤外用化学仿制药的制剂特点，提出仿制药开发过程中药学研究、非临床研究和生物等效性研究的技术要求，旨在为该仿制药的研发提供技术指导
2021 年第 25 号	药物免疫原性研究技术指导原则	适用于治疗性蛋白质、多肽及其衍生物，以及含有此类组分的药物，例如抗体偶联药物
2021 年第 26 号	已上市中药药学变更研究技术指导原则（试行）	以国家颁布的相关法规及技术指导原则为基础，基于风险控制和药品安全、有效、质量可控的要求，通过研究、总结、吸收近几十年来中药生产过程中变更研究的经验和成果，根据中药特点，从技术评价角度列举了目前中药常见变更事项及其分类，阐述了对已上市中药拟进行的变更在一般情况下应开展的相关研究验证工作

续表

通告号	名称	内容简介
2021 年第 27 号	用于产生真实世界证据的真实世界数据指导原则（试行）	作为《真实世界证据支持药物研发与审评的指导原则（试行）》的补充，将从真实世界数据的定义、来源、评价、治理、标准、安全合规、质量保障、适用性等方面，对真实世界数据给出具体要求和指导性建议，以帮助申办者更好地进行数据治理，评估真实世界数据的适用性，为产生有效的真实世界证据做好充分准备
2021 年第 28 号	帕妥珠单抗注射液生物类似药临床试验指导原则	为了进一步明确技术审评标准，提高企业研发效率，本文在原国家食品药品监督管理总局已发布的《生物类似药研发与评价技术指导原则（试行）》基础上，结合该品种的特点，对帕妥珠单抗生物类似药的临床研究策略和方案设计要点进行探讨，以期为帕妥珠单抗生物类似药的研发相关人员提供参考
2021 年第 29 号	托珠单抗注射液生物类似药临床试验指导原则	为了更好地推动生物类似药的开发，在原国家食品药品监督管理总局已发布的《生物类似药研发与评价技术指导原则（试行）》基础上，结合该品种的特点及研发企业相关问题的沟通交流情况，讨论形成了托珠单抗生物类似药临床试验研究设计要点，以期为业界提供参考
2021 年第 31 号	已上市生物制品药学变更研究技术指导原则（试行）	旨在从技术角度阐述生物制品上市后注册管理事项变更中药学变更研究的基本思路和关注点，适用于预防用生物制品、治疗用生物制品和按生物制品管理的体外诊断试剂
2021 年第 33 号	急性非静脉曲张性上消化道出血治疗药物临床试验技术指导原则	旨在为急性非静脉曲张性上消化道出血治疗药物研发提供技术建议。主要针对用于治疗胃或十二指肠溃疡等引起的上消化道出血，治疗其他原因如急性胃粘膜病变等引起的急性非静脉曲张性上消化道出血也可参考使用
2021 年第 34 号	低分子量肝素类仿制药免疫原性研究指导原则（试行）	在国内外指导原则和技术文献的基础上，重点讨论低分子量肝素（low-molecular-weight heparins，LMWHs）免疫原性评估需要考虑的主要内容，并推荐一些研究方法；旨在为 LMWHs 仿制产品的开发研究，以及可能影响该类产品免疫原性的上市后变更研究提供技术参考，促进现阶段仿制产品研究和评价工作的开展

续表

通告号	名称	内容简介
2021 年 第 35 号	纳米药物质量控制研究技术指导原则（试行）	在参考国内外已上市纳米药物的相关信息、相关指导原则、监管机构或行业协会的研讨报告、科研文献等的基础上，结合我国纳米药物研发现状而起草，旨在为纳米药物的质量控制研究提供技术指导
	纳米药物非临床药代动力学研究技术指导原则（试行）	适用于载体类纳米药物和药物纳米粒，不适用于其他类纳米药物
	纳米药物非临床安全性评价研究技术指导原则（试行）	适用于载体类纳米药物和药物纳米粒，不适用于其他类纳米药物
2021 年 第 36 号	按古代经典名方目录管理的中药复方制剂药学研究技术指导原则（试行）	主要围绕中药 3.1 类的特点阐述相关要求，药材、饮片、制备工艺、质量标准等还应参照相关技术指导原则开展研究
2021 年 第 37 号	注意缺陷多动障碍（ADHD）药物临床试验技术指导原则（试行）	适用于在我国研发的注意缺陷多动障碍创新药，着重对确证性临床试验设计的考虑要点提出建议，供企业和临床研究单位参考。需要开展确证性临床试验的注意缺陷多动障碍改良型新药，以及需要开展验证性临床试验的仿制药，也可以参考本指导原则中技术标准进行试验方案设计的考量或优化
2021 年 第 38 号	儿童用化学药品改良型新药临床试验技术指导原则（试行）	适用于儿童用化学药品改良型新药，是在《化学药品改良型新药临床试验技术指导原则》基础上，针对儿童用改良型新药的临床研究提出建议。增加儿童用规格等的补充申请，也可参考本指导原则中的建议
2021 年 第 39 号	化学药品和治疗用生物制品说明书中儿童用药相关信息撰写的技术指导原则（试行）	为促进企业有序开展起草和完善药品说明书中儿童用药信息的相关工作，更好的指导临床合理用药，特别制定本指导原则。本指导原则可作为起草新批准的生物制品和化学药品说明书和修订已上市相应药品说明书时的参考，不适用于非处方药说明书的撰写
2021 年 第 40 号	依巴斯汀片生物等效性研究技术指导原则	依巴斯汀片生物等效性研究应符合本指导原则
	丙泊酚中长链脂肪乳注射液生物等效性研究技术指导原则	丙泊酚中长链脂肪乳注射液生物等效性研究应符合本指导原则
	富马酸喹硫平片生物等效性研究技术指导原则	富马酸喹硫平片生物等效性研究应符合本指导原则
	氯氮平片生物等效性研究技术指导原则	氯氮平片生物等效性研究应符合本指导原则

续表

通告号	名称	内容简介
2021 年 第 40 号	盐酸厄洛替尼片生物等效性 研究技术指导原则	盐酸厄洛替尼片生物等效性研究应符合本指导原则
	马来酸阿法替尼片生物 等效性研究技术指导原则	马来酸阿法替尼片生物等效性研究应符合本指导原则
	盐酸乐卡地平片生物等效性 研究指导原则	盐酸乐卡地平片生物等效性研究应符合本指导原则
	氯化钾缓释片生物等效性 研究指导原则	氯化钾缓释片生物等效性研究应符合本指导原则
	盐酸贝那普利片生物等效性 研究技术指导原则	盐酸贝那普利片生物等效性研究应符合本指导原则
	硫酸氢氯吡格雷片生物 等效性研究技术指导原则	硫酸氢氯吡格雷片生物等效性研究应符合本指导原则
	依折麦布片生物等效性研究 技术指导原则	依折麦布片生物等效性研究应符合本指导原则
	辛伐他汀片生物等效性研究 技术指导原则	辛伐他汀片生物等效性研究应符合本指导原则
	甲氨蝶呤片生物等效性研究 技术指导原则	甲氨蝶呤片生物等效性研究应符合本指导原则
	甲苯磺酸索拉非尼片生物 等效性研究技术指导原则	甲苯磺酸索拉非尼片生物等效性研究应符合本指导原则
	枸橼酸西地那非口崩片 生物等效性研究指导原则	枸橼酸西地那非口崩片生物等效性研究应符合本指导 原则
	熊去氧胆酸胶囊生物等效性 研究技术指导原则	熊去氧胆酸胶囊生物等效性研究应符合本指导原则
2021 年 第 41 号	抗 HIV 感染药物临床试验技 术指导原则	对临床试验方案的设计和需要重点关注的问题进行了 讨论，旨在为抗 HIV 感染新药临床试验的设计、实施 和评价提供一般性的技术指导和参考
2021 年 第 42 号	古代经典名方中药复方制剂 说明书撰写指导原则 （试行）	用于指导古代经典名方中药复方制剂说明书相关项目 的撰写，未涉及的说明书警示语、【药品名称】、【性 状】、【规格】、【贮藏】、【包装】、【有效期】、【执行标 准】、【批准文号】、【上市许可持有人】、【生产企业】等 项目，按国家药品监督管理部门最新发布的中药说明 书和标签管理规定和相关指导原则撰写

通告号	名称	内容简介
2021 年第 42 号	中药新药复方制剂中医药理论申报资料撰写指导原则（试行）	适用于中药新药复方制剂注册申请涉及的中医药理论阐述
2021 年第 43 号	慢性髓细胞白血病药物临床试验中检测微小残留病的技术指导原则	针对在我国研发的用于治疗费城染色体（Ph）+ 慢性髓细胞白血病（Chronic myeloid leukemia，CML）的新药，对临床研究尤其关键性注册临床研究中进行分子学水平微小残留病（Minimal residual disease，MRD）检测提出观点和建议，供药物研发的申请人和研究者参考
2021 年第 44 号	多发性骨髓瘤药物临床试验中应用微小残留病的技术指导原则	针对在我国研发的多发性骨髓瘤新药，对临床研究，尤其是关键性注册临床研究中进行分子学水平微小残留病（Minimal residual disease，MRD）检测提出观点和建议，供药物研发的申请人和研究者参考
2021 年第 45 号	境外已上市境内未上市经口吸入制剂仿制药临床试验技术指导原则（试行）	在《境外已上市境内未上市药品临床技术要求》的基础上，对经口吸入制剂仿制药开展"以支持仿制药用于中国患者的安全性和有效性评价"为目的的临床试验的实施条件和设计要点提出建议，供研发企业及临床研究单位参考
2021 年第 46 号	以临床价值为导向的抗肿瘤药物临床研发指导原则	从患者需求的角度出发，对抗肿瘤药物的临床研发提出建议，以期指导申请人在研发过程中，落实以临床价值为导向，以患者为核心的研发理念；为促进抗肿瘤药科学有序地开发提供参考
2021 年第 47 号	化学药品吸入液体制剂药学研究技术要求	本技术要求提供化学药品吸入液体制剂药学研究技术指导，适用于化学药品新药（1 类、2 类）和仿制药（3 类、4 类）上市申请，化学药品 5.1 类和 5.2 类可分别参照本技术要求中新药和仿制药的要求
2021 年第 48 号	化学药品创新药上市申请前会议药学共性问题及相关技术要求	新药上市申请前会议（Pre-NDA 会议）是药品上市许可申请前的重要沟通交流会议。申请人在提出 Pre-NDA 会议申请时，需明确会议目的、提出具体的沟通交流问题、充分准备资料和研究数据，以解决新药上市申请申报前存在的关键技术问题。为提高申请人和监管机构沟通交流的质量与效率，聚焦亟待解决的问题，本技术要求总结了化学药品创新药 Pre-NDA 会议药学共性问题及一般性要求，供申请人参考

通告号	名称	内容简介
2021 年第 49 号	基因修饰细胞治疗产品非临床研究技术指导原则（试行）	在《细胞治疗产品研究与评价技术指导原则》（试行）基础上，根据目前对基因修饰细胞治疗产品的科学认识，制定了本指导原则，提出了对基因修饰细胞治疗产品非临床研究和评价的特殊考虑和要求
	基因治疗产品非临床研究与评价技术指导原则（试行）	旨在促进基因治疗产品的研发，并保护受试者免受不必要的不良反应，同时遵循"替代、减少、优化"的3R 原则（Replacement,Reduction, Refinement, "3Rs"），以避免不必要的动物及其它资源的使用
2021 年第 50 号	基因治疗产品长期随访临床研究技术指导原则（试行）	适用于按照《中华人民共和国药品管理法》《药品注册管理办法》等药品管理相关法规进行研发和注册申报的具备基因治疗属性的产品，如质粒 DNA、RNA、基因改造的病毒、细菌或细胞以及基于基因编辑技术的产品等，旨在为该类产品开展长期随访临床研究提供技术指导，确保及时收集迟发性不良反应的信号，识别并降低这类风险，同时获取这类产品长期安全性和有效性的信息
2021 年第 51 号	新型冠状病毒中和抗体类药物非临床研究技术指导原则（试行）	基于当前的科学认知水平，同时考虑当前疫情的状态而制定，用于指导应急状态下新冠病毒中和抗体的非临床研究
	抗新冠病毒肺炎炎症药物非临床药效学研究与评价技术指导原则（试行）	新冠病毒感染在临床上可发展为高炎症应答（Hyperinflammatory Response,HIR）所导致的重症肺炎。因此，抗炎症药物是治疗新冠病毒肺炎药物研发的重点之一。该类药物在进入临床试验前，应提供非临床药效学研究的支持数据。基于当前疫情的状态、对新冠病毒肺炎病理生理过程的认知和试验资源的可及性等，形成本指导原则，供研究与评价参考
	抗新冠病毒化学药物非临床药效学研究与评价技术指导原则（试行）	基于当前疫情、对新冠病毒感染病理病程的认知和试验资源的可及性等，为指导抗新冠病毒化学药物的研发与评价，特制定本指导原则。本指导原则适用于拟通过直接抗病毒作用治疗新冠病毒感染的化学药物，并将根据新冠病毒感染的病毒学等研究进展不断完善和适时更新
2021 年第 52 号	体重控制药物临床试验技术指导原则	主要适用于在我国研发的体重控制的创新药，且仅针对单纯性肥胖（原发性肥胖），着重对确证性临床试验设计的考虑要点提出建议，供企业和临床研究单位参考

续表

通告号	名称	内容简介
2021 年第 53 号	生物标志物在抗肿瘤药物临床研发中应用的技术指导原则	为进一步提高我国抗肿瘤新药研发水平，合理应用生物标志物指导抗肿瘤药物的临床研发，特撰写本指导原则。本指导原则适用于抗肿瘤化学药和治疗用生物制品临床研发中生物标志物的应用，旨在系统阐述生物标志物定义、分类和开发，重点说明生物标志物在抗肿瘤药物有效性和安全性研究中的应用，明确基于生物标志物的临床研发中需重点关注的科学问题
2021 年第 55 号	创新药临床药理学研究技术指导原则	旨在为创新药研发过程中临床药理学研究的研究内容、研究时机、总体设计等关键问题提出建议。这些建议均需基于"具体药物具体问题具体分析"的原则综合评估
2021 年第 56 号	晚期结直肠癌新药临床试验设计指导原则	适用于支持晚期结直肠癌（Colorectal Cancer,CRC）适应症注册的临床试验设计及其终点选择
2021 年第 57 号	抗肿瘤药首次人体试验扩展队列研究技术指导原则（试行）	旨在指出抗肿瘤药传统的首次人体（First in Human, FIH）扩展队列研究需考虑进行风险管理，同时为此类研究的设计和实施提供总体建议等
2021 年第 58 号	化学药创新药临床单次和多次给药剂量递增药代动力学研究技术指导原则	旨在对化学药创新药临床研发起始阶段的以经典药代动力学（Pharmacokinetics，PK）方法开展的单次和多次给药剂量递增 PK 研究给出建议
2021 年第 59 号	药物临床研究有效性综合分析指导原则（试行）	旨在为申办者对药物临床研究进行有效性综合分析提供技术指导，以尽可能全面系统地展现药物的有效性特征
2021 年第 60 号	研究者手册中安全性参考信息撰写技术指导原则	安全性参考信息（Reference Safety Information, RSI）通常是研究者手册（Investigator's Brochure, IB）中的一个预期严重不良反应的列表。申办者应根据 RSI 评估临床试验期间发生的所有可疑严重不良反应的预期性
2021 年第 61 号	化学仿制药晶型研究技术指导原则（试行）	本指导原则结合我国仿制药晶型研究的现状并参考国外监管机构相关指导原则起草，旨在明确仿制药晶型研究过程中的关注点，涉及的晶型包括无水物、水合物、溶剂合物和无定型等
2021 年第 62 号	患者报告结局在药物临床研发中应用的指导原则（试行）	本指导原则旨在阐明患者报告结局（patient-reported outcome, PRO）的定义以及在药物注册研究中的适用范围，PRO 测量特别是量表研发和使用的一般原则，PRO 数据采集的质量控制，数据分析和解释需要注意的事项，以及与监管部门的沟通等，为申办者在药物注册研究中合理使用 PRO 数据提供指导性意见

续表

通告号	名称	内容简介
2021 年第 63 号	药物临床试验数据管理与统计分析计划指导原则	药物临床试验过程中，制订规范的数据管理计划有助于获得真实、准确、完整和可靠的数据，严谨的统计分析计划有助于保证统计分析方法的合理性和结论的可靠性。因此，申办者有必要依照临床试验方案对数据管理工作和统计分析内容制定详细的计划。本指导原则主要适用于确证性临床试验，同时可供探索性临床试验参考使用
2021 年第 64 号	新药研发过程中食物影响研究技术指导原则	本指导原则适用于口服给药的药物制剂，旨在为食物影响（Food effect, FE）研究的研究设计、研究实施、数据分析以及药品说明书撰写提供建议和参考
2021 年第 65 号	克罗恩病治疗药物临床试验技术指导原则	本指导原则旨在为克罗恩病（Crohn's Disease，CD）治疗药物的研发提供技术指导。本指导原则适用于化学药品和治疗用生物制品的药物研发，仅作为推荐性建议
2021 年第 66 号	溃疡性结肠炎治疗药物临床试验技术指导原则	本指导原则旨在为溃疡性结肠炎（Ulcerative Colitis，UC）治疗药物的研发提供技术指导。本指导原则适用于化学药品和治疗用生物制品的药物研发，仅作为推荐性建议
2021 年第 67 号	慢性丙型病毒性肝炎直接抗病毒药物临床试验技术指导原则	本指导原则目的是针对慢性丙型肝炎（CHC），协助药物研发者和临床研究者进行针对慢性丙型肝炎病毒（HCV）的直接作用抗病毒药物（DAA）的临床研发，涵盖新药临床试验申请前（pre-IND）至新药上市申请（NDA）和上市后阶段。本指导原则中，针对 HCV 的 DAA 是指可通过与 HCV 基因组、多聚蛋白或其多聚蛋白裂解产物直接相互作用，从而干扰 HCV 复制周期中特定步骤的药物
2021 年第 68 号	"临床风险管理计划"撰写指导原则（试行）	本指导原则以国际人用药品注册技术协调会（The International Council for Harmonization of Technical Requirements for Pharmaceuticals for Human Use, ICH）《E2E：药物警戒计划》的要求和建议为基准，结合中国上市许可申请的审评经验，对临床风险评价的考虑和关注重点进行全面阐述，并提供一份撰写模板便于申请人理解
2021 年第 69 号	肾功能不全患者药代动力学研究技术指导原则（试行）	本指导原则旨在为创新药研发过程中开展肾功能不全患者药代动力学（Pharmacokinetics，PK）研究提供建议和考虑要点，以期为相应人群是否需调整用法用量提供研究数据

续表

通告号	名称	内容简介
2021 年第 70 号	预防抗肿瘤药物所致恶心呕吐药物临床试验设计指导原则（试行）	本指导原则以化疗药物为代表介绍了预防抗肿瘤药物所致恶心呕吐药物临床试验设计的要点，旨在为此类新药的研发提供参考，但是不涉及其治疗用途，也不涉及放疗导致的恶心呕吐（radiotherapy-induced nausea and womiting，RINV）
2021 年第 71 号	罕见疾病药物临床研发技术指导原则	本指导原则将结合罕见疾病特征，对罕见疾病药物临床研发提出建议，为罕见疾病药物科学的开展临床试验提供参考。本指导原则主要适用于化学药品和治疗用生物制品，其他类型的新药或治疗方法的研发可参考本指导原则提供的思路和科学原则